Feichtinger · Niedan-Feichtinger

Schüßler-Salze und Ernährung

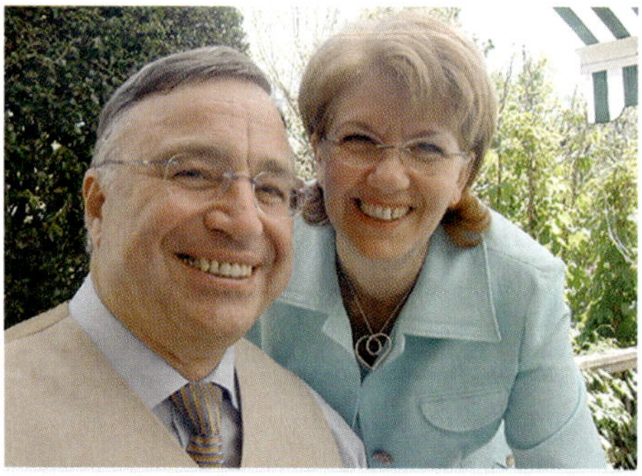

Thomas Feichtinger

Thomas Feichtinger wurde 1946 in Salzburg geboren und lebt in Zell am See. Er war Lehrer und wurde wegen einer schweren Krankheit, die 1983 erstmals auftrat, 1990 frühpensioniert. Nach jahrelanger Auseinandersetzung mit der Krankheit und ihrer Bewältigung, unter anderem mit Hilfe der Mineralstoffe nach Dr. Schüßler, kann Thomas Feichtinger heute wieder arbeiten. Neben Lehrgängen in der Mineralstofflehre nach Dr. Schüßler und der damit eng verknüpften Antlitzanalyse nach Kurt Hickethier absolvierte er eine Ausbildung in Gestalttherapie und ließ sich zum Lebensberater in Existenzanalyse und Logotherapie nach Viktor E. Frankl ausbilden. Heute arbeitet er in der Erwachsenenbildung und in der Einzelberatung: Vortragstätigkeit im In- und Ausland – Ausbildungslehrgänge in der Biochemie nach Dr. Schüßler und Antlitzanalyse. Er ist Vorsitzender der Gesellschaft für Biochemie nach Dr. Schüßler und Antlitzanalyse.

Susana Niedan-Feichtinger

Susana Niedan-Feichtinger wurde 1953 in Buenos Aires geboren. 1956 übersiedelte die Familie nach Wien, wo Susana Niedan-Feichtinger von 1971 bis 1976 das Studium der Pharmazie an der Universität Wien absolvierte. An das Studium schlossen sich das Aspirantenjahr und fünf Jahre Berufserfahrung in einer Wiener Apotheke an. 1976 heiratete sie einen Studienkollegen. Nach der Geburt von zwei Kindern begann sie sich, da das zweite Kind von Geburt an Neurodermitis erkrankt war, intensiv und mit Erfolg mit der Ernährungslehre, Naturheilverfahren, der Homöopathie und den Blütenessenzen nach Dr. Bach auseinander zu setzen. 1987 übernahm sie die Apotheke in Zell am See. Bald war die Apotheke für ihr umfassendes homöopathisches Angebot, verbunden mit einer fachkundigen Beratung sowie einem breiten Spektrum an Angeboten aus der Alternativmedizin bekannt. Zu diesem Bereich zählen auch die Mineralstoffe nach Dr. Schüßler, mit denen Frau Mag. pharm. Susana Niedan-Feichtinger seit Jahren arbeitet.

Thomas Feichtinger
Susana Niedan-Feichtinger

Schüßler-Salze und Ernährung

- So bringen Sie Ihren Stoffwechsel auf Trab, reichern Ihre Ernährung an und fühlen sich rundum wohl

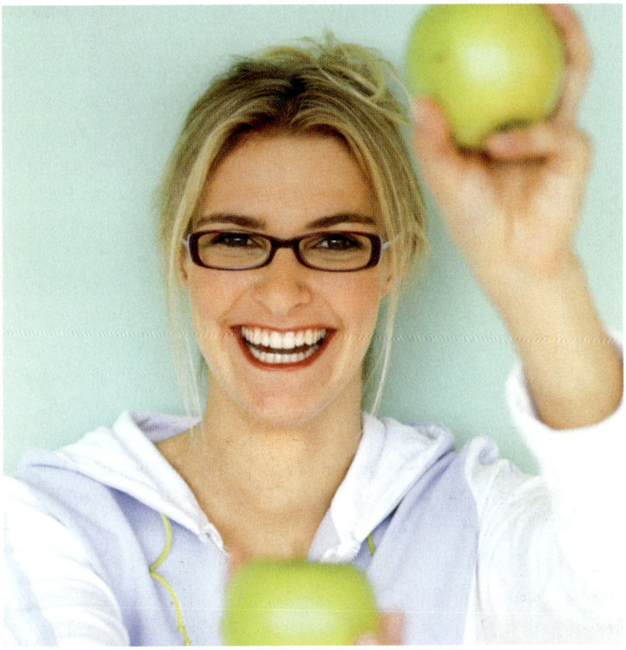

Haug

Ernährung heute

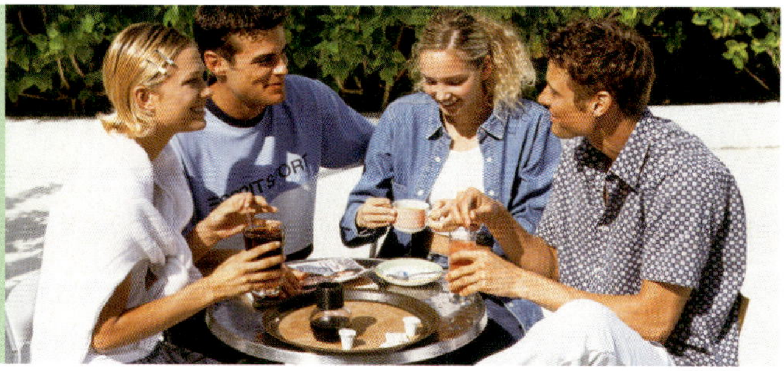

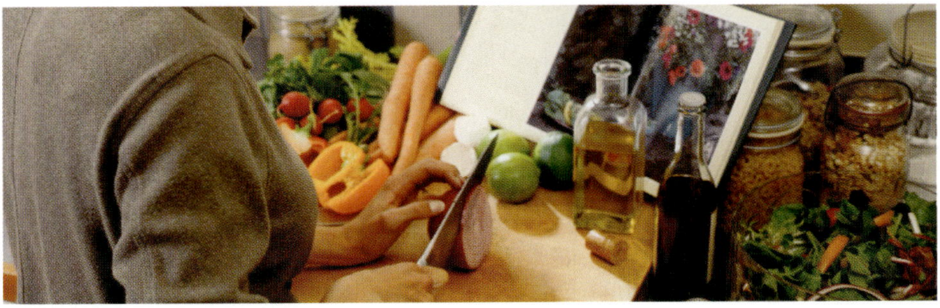

Biochemie nach Dr. Schüßler

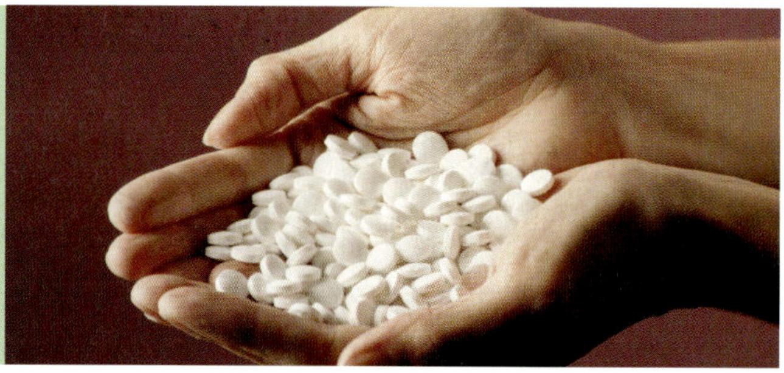

Die Schüßler-Mineralstoffe in der Ernährung

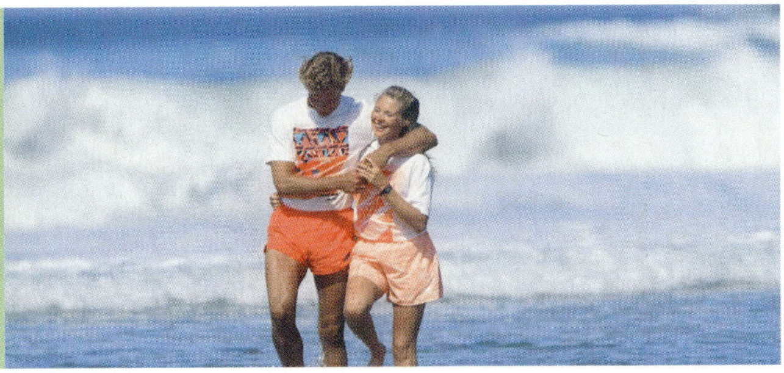

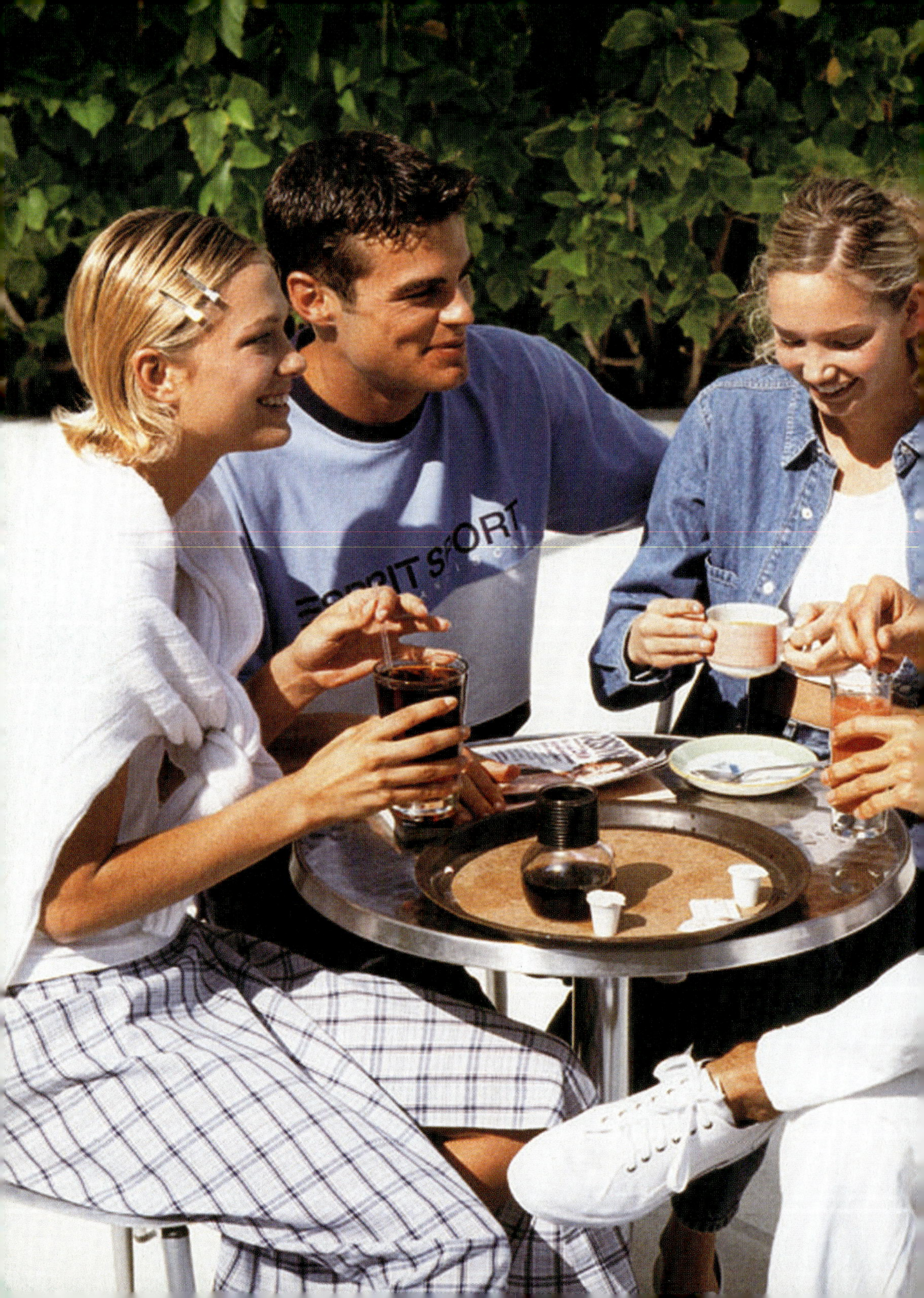

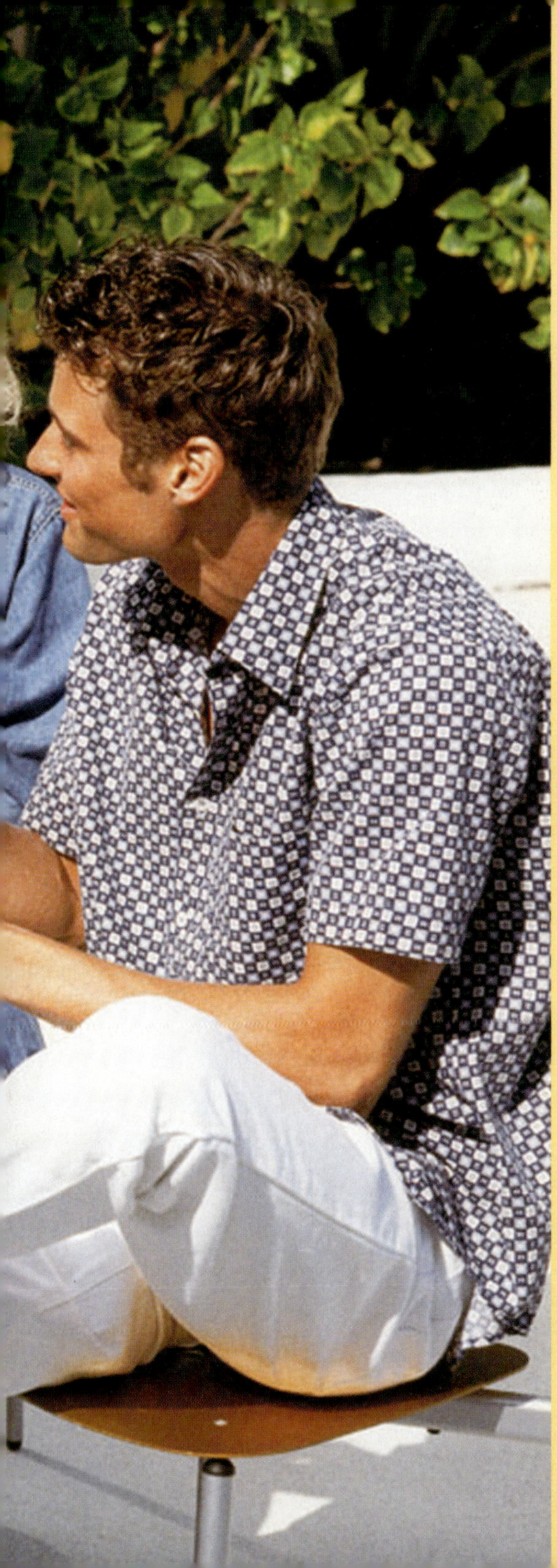

Ernährung heute

„Was nährt mich wirklich?“ In diesem Kapitel wird aufgezeigt, warum es heute so schwierig ist, sich gesund zu ernähren, und worauf Sie achten sollten, damit Sie Ihrem Körper alle notwendigen Nährstoffe zuführen.

Nahrung ist mehr als einfach nur essen

Auf die Qualität kommt es an

Die Ernährung ist der wichtigste Grundstein für unsere körperliche Gesundheit und damit für unsere Lebensqualität. Ohne Essen geht es nicht. Der Körper ist darauf angewiesen, dass er ernährt wird, damit er seine Aufgaben erfüllen kann. Es geht nur um die Frage, wie?

Im Vergleich zu früher haben sich die Koch- und Essgewohnheiten geändert. Hohe berufliche Belastungen, ein stressiger Alltag und ein schnelllebiger Tagesablauf führen häufig dazu, dass auf eine gesunde Ernährung nicht mehr geachtet wird. Es wird rasch gekocht und meist noch schneller gegessen.

Um überhaupt von einer ausgewogenen Ernährung sprechen zu können, kommt es auf die richtige Auswahl der Speisen an. Doch dafür ist ein gewisses Maß an Informationen notwendig. Wenn Ihnen Ihre Gesundheit am Herzen liegt, müssen Sie sich damit beschäftigen, welche Mineralstoffe, Vitamine und Vitalstoffe in Lebensmitteln enthalten sind und wie viele davon zum Beispiel Fertiggerichte im Vergleich zu anderen Nahrungsmitteln zu bieten haben. Ein großer Teil der so genannten Zivilisationskrankheiten wie Diabetes, Rheuma, Arteriosklerose und Bluthochdruck wird durch eine falsche Ernährung (mit-)verursacht. Neben den persönlichen Beeinträchtigungen und Leiden der Betroffenen sind auch die volkswirtschaftlichen Folgen groß, sodass auch ein ökonomisches Interesse am Ernährungsverhalten der Bevölkerung besteht. Deshalb sollte es Aufgabe von Ernährungswissenschaftlern sein, geeignete Ernährungsformen zu empfehlen, um die immer fataler werdenden Folgen der Zivilisationskrankheiten zu bekämpfen. Doch zuallererst ist es im Sinne eines jeden Einzelnen, sich durch eine gesunde Ernährung und geeignete Lebensweise vor Krankheiten zu schützen und seine Lebensqualität zu verbessern. Statt zu fragen: „Was gibt es heute zu essen?", sollte sich jeder einmal die Frage stellen: „Welche Nahrung tut mir gut?"

Hinweis

Bei einer gesunden vitalstoffreichen Ernährung geht es hauptsächlich um die Qualität, das heißt den Vitamin-, Vitalstoff-, Energie- und Mineralstoffgehalt der Lebensmittel, und nicht um die Kalorienzahl.

Was macht ein Nahrungsmittel wertvoll? Und was verbirgt sich hinter Biolebensmitteln? Jahrzehntelang wurde uns von der Nahrungsmittelindustrie eingeredet, das Wichtigste seien Kalorien oder Joule. Doch können wir wirklich gesund sein, wenn wir nur in Kalorien denken, rechnen und essen? Uns führt dies auch zur Biochemie nach Dr. Schüßler. Bei den Schüßler-Mineralstoffen spielt nicht die eingenommene Menge eine Rolle, sondern die Qualität, die Zubereitung der Inhaltsstoffe, ihre Verdünnung.

Ernährung in einem stressigen Alltag

Durch den beruflichen Stress heute haben viele nicht mehr die Zeit und die Möglichkeit, ihre Mahlzeiten selbst zuzubereiten. Oft geht es nur noch um das reine Organisieren von Essen. Schnell eine Pizza kaufen oder ein Tiefkühlgericht auftauen und in der Mikrowelle erhitzen, um keine Zeit zu verlieren.

Auch die Kinder entfernen sich von den traditionellen Ernährungsgewohnheiten der Eltern. Sie gehen gerne und oft in Fastfoodlokale. Fastfood ist nicht nur ein Schlagwort, sondern für viele Lebensrealität geworden.

Die schwerwiegenden gesundheitlichen Folgen von Fastfood führte im Herbst des Jahres 2004 der Film „Super size me" eindrücklich vor Augen. Regisseur Morgan Spurlock ernährte sich 30 Tage lang ausschließlich von Fastfood und ließ seinen Zustand penibel von Kameras, Ärzten und Psychologen dokumentieren. Das Resultat konnte sich sehen lassen: 12 Kilogramm mehr Gewicht als zuvor, katastrophale Blutwerte und eine Leber, fett wie eine Pastete.

Ein nicht zu unterschätzender Faktor bei der Auswahl von Lebensmitteln spielt auch der Preis. Allzu häufig bestimmt das Sonderangebot den Einkauf und nicht die Qualität der Produkte. In einer

▼ Ketchup, Würstchen, Brötchen – für viele Kinder das alltägliche Essen.

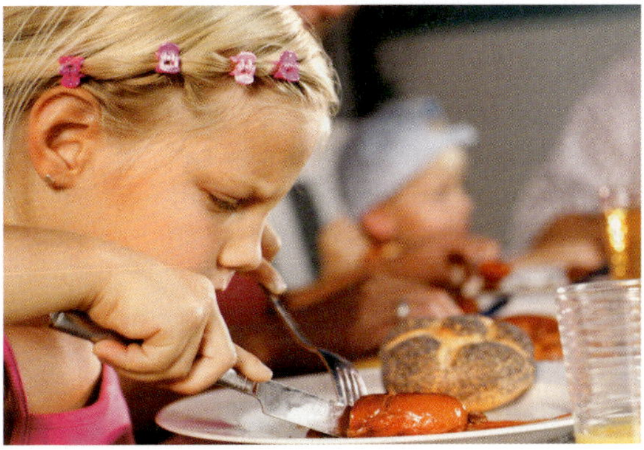

Info

Heute sollen Nahrungsmittel vor allem möglichst lange haltbar und möglichst schnell zubereitet sein. Beides geht auf Kosten der Qualität der Nahrung.

Zeit, in der viele Menschen sparen müssen, ist es nicht so einfach, von guter, vollwertiger und gesunder Nahrung zu reden und zu schreiben, weil sich hartnäckig das Vorurteil hält, gesunde Kost sei teuer.

- Für eine ausgewogene Ernährung ist die Unterscheidung zwischen Lebensmitteln und Nahrungsmitteln sinnvoll, die von dem Ernährungswissenschaftler Professor Werner Kollath eingeführt wurde. Als Lebensmittel bezeichnet er die Bestandteile der Nahrung, die noch Lebenskraft in sich tragen, wie Früchte, Samen und Gemüse. Sie sollten unbehandelt sein und frisch genossen werden können. Dazu gehört beispielsweise auch Quellwasser. Nahrungsmittel dagegen sind auf unterschiedliche Weise vorbehandelt, um sie haltbarer zu machen oder eine schnellere Zubereitung zu ermöglichen. Sie sind oft nur noch reine Kalorienspender und enthalten wenig bis gar keine Vitalstoffe mehr. Die Nahrungsmittelindustrie hat das schon erkannt und fügt die Vitamine, die bei der Behandlung entzogen werden, zum Schluss wieder zu. Doch dabei geht die natürliche Zusammensetzung der Lebensmittel verloren.

Essen als Ersatz für Muße und Feierrituale

Unser Leben hat sich in den letzten Jahrzehnten entscheidend verändert. Viele Menschen haben das Gefühl, die Zeit fliege nur so dahin. Sie stehen immer mehr unter Arbeitsstress, müssen immer besser funktionieren. Viel Zeit für Muße und Freizeit bleibt da meist nicht. Fast scheint die Kindergeschichte „Momo“, in der graue Männer den Menschen die Zeit stehlen, Wirklichkeit geworden zu sein. Weil freie Zeit knapp ist, bleiben am Ende oft nur die gemeinsamen Mahlzeiten für das Zusammensein übrig. Neben dem Essen müssen in dieser Zeit dann auch andere Bedürfnisse gestillt werden: miteinander sprechen, Erfahrungen und Probleme austauschen, den Alltag regeln.

Findet eine Feier statt, dann ist sie heutzutage meistens auf ein gemeinsames Essen beschränkt. Singen und tanzen scheinen der Vergangenheit anzugehören. Im Grunde kann das gemeinsame Essen ein sehr tief gehendes Erlebnis sein, weil es Gemeinsamkeit spürbar macht – so hat es sogar eine mystische Dimension, wie sie im christlichen Abendmahl zum Ausdruck kommt.

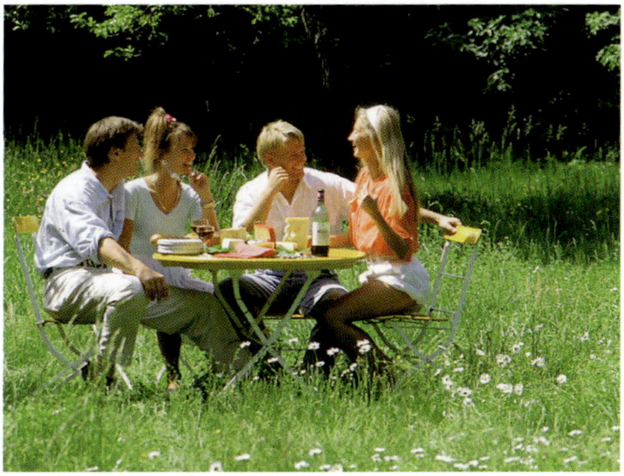

▲ Nahrung für Leib und Seele – essen gemeinsam mit anderen.

Ein liebevoll zubereitetes Essen sollte bei allem Gemeinschaftserleben aber auch sinnlich genossen werden. Zudem regt bewusstes und langsames Essen die Verdauung an. Wenn Zeit für Kommunikation nur noch am Essenstisch besteht, bleibt der Genuss – und nicht selten auch die Gesundheit – leider oft auf der Strecke.

Die Jugend reagiert schon mit einer „Trendumkehr" darauf: Sie kocht begeistert mit dem jungen Engländer Jamie Oliver, der mit ausgefallenen und fantasievollen Rezepten den Wert von Lebensmitteln und die Liebe zum Kochen für sich und andere vorführt.

Mangelernährung und ihre Folgen

In vielen Abenteuerromanen wird davon berichtet: Skorbut, jener Geißel, die zahllose Seefahrer heimsuchte. Skorbut wird durch einen Mangel an Vitamin C hervorgerufen und führt zum Verlust von Zähnen, Zehen- und Fingernägeln. Skorbut trat so häufig auf, weil es an frischen Lebensmitteln fehlte und es das Tiefkühlen noch nicht gab. Zu Beriberi kommt es durch die Unterversorgung mit Vitamin B_1 aufgrund sehr einseitiger Ernährung. Früher kam diese Krankheit häufig bei Gefängnisinsassen, Seefahrern und Minenarbeitern vor, heute tritt der Mangel bei Menschen auf, die sich ausschließlich von geschältem und poliertem Reis ernähren. Denn durch die maschinelle Bearbeitung der Reiskörner geht das wichtige Vitamin verloren.

In unserer Wohlstandsgesellschaft treten echte Mangelkrankheiten nur noch sehr selten auf. Durch die oft einseitige Ernährungsweise entstehen vielmehr latente Mängel, die sich aber im Laufe des Lebens als fatal erweisen können. Was der heutige Mensch wohl perfekt beherrscht, das ist die Zerstörung seiner Nahrung. Zuerst werden wegen der besseren Haltbarkeit oder einer falschen Einschätzung der Nährwerte alle wertvollen Stoffe entfernt oder zerstört. Dann werden ein paar notwendige Vitamine und einige Mineralstoffe wieder dazugemengt. Und schließlich versucht man, die noch bestehenden Defizite an Vitaminen und Mineralstoffen durch oft hoch dosierte Nahrungsergänzungsmittel auszugleichen.

Info

Mit der rasanten Entwicklung hochleistungsfähiger landwirtschaftlicher Maschinen und moderner Vermarktungsmechanismen nach dem Zweiten Weltkrieg setzte der Trend der Nahrungsmittelindustrie zu immer mehr verarbeiteten und immer weniger naturbelassenen Nahrungsmitteln ein.

Lebensgewohnheiten und Ernährung

Unser Leben wird von vielen Faktoren bestimmt. Wesentlicher sind einerseits die Arbeitsbedingungen der Erwachsenen und andererseits die Stundenpläne der Kinder: So wird in vielen Familien nur einmal am Tag richtig gegessen, nämlich am Abend. Zu Mittag gibt es einen kleinen Imbiss.

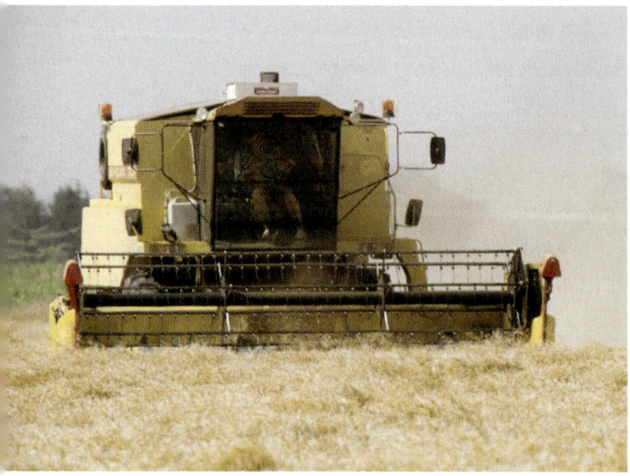

Am Abend wird dann rasch gekocht. So bedingen äußere Erfordernisse, was für unseren Organismus nicht gut ist: nämlich die Hauptmahlzeit abends und dann womöglich noch reichlich zu verzehren. So verwundert es nicht, wenn Ernährungsempfehlungen, die auf die äußeren und nicht auf die inneren Bedürfnisse der Menschen setzen, großen Erfolg haben. Immer wieder entstehen solche Ernährungstrends, die ein paar Monate oder Jahre faszinieren, dann aber wieder abgelegt werden.

◀ Die extensive Bewirtschaftung unserer Felder hat viele Nachteile und geht oft auf Kosten gesunder Lebensmittel.

Modekost und Kuren

Ein Beispiel ist das Fit-for-Live-Konzept, das empfiehlt, statt eines Frühstücks nur Obst, Gemüse oder Säfte zu sich zu nehmen. Es ist ja klar, dass am Morgen keinen Hunger hat, wer am Abend ein reichliches Mahl gegessen hat.

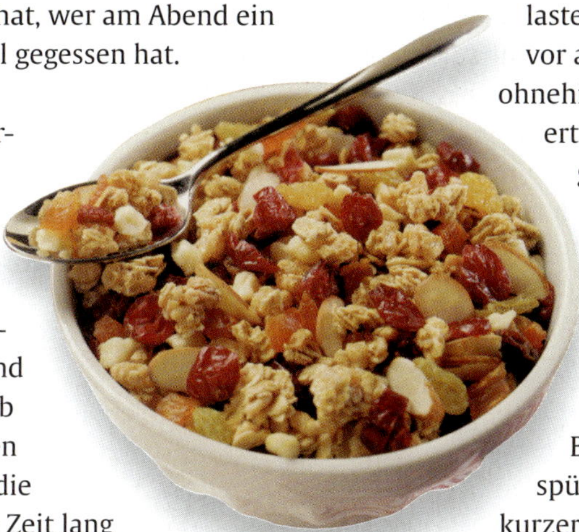

Trends in den Ernährungsgewohnheiten können aber auch zu Einseitigkeiten führen, die ungesund sind und deshalb rasch aufgegeben werden. So hat die Müsliwelle eine Zeit lang die Ernährungsgewohnheiten stark beeinflusst. Heute stehen Müslis nur noch bei wenigen Menschen auf dem täglichen Speiseplan.

Überhaupt hätten wir es doch gerne, wenn ganz einfache Maßnahmen uns die Gesundheit garantieren. Daher sind viele Menschen schnell bereit, die eine oder andere Diät auszuprobieren, die nicht ganz unproblematisch ist.

Hinweis

Es tauchen immer wieder Modebewegungen in der Ernährung auf, die meistens genauso schnell verschwinden, wie sie entstanden sind.

Es ist doch kein Wunder, wenn jemand ganz weiß im Gesicht ist, der eine Apfelessigkur durchführt, weil ihm die Fruchtsäure buchstäblich das Kalzium wegfrisst. Auch die Zitronensaftkur belastet in ähnlicher Weise, vor allem Menschen, die ohnehin schon übersäuert sind. Sogar das viel gepriesene tibetische Steinsalz belastet auf lange Sicht den Natriumhaushalt. Kein Wunder, dass durch diese Belastungen, die der Betroffene bald auch spürt, oft schon nach kurzer Zeit die Begeisterung für die Kur abklingt.

Zu einer gesunden Ernährung gehört ein fundiertes Wissen. So ist niemand schon ein Vegetarier, wenn er nur das Fleisch weglässt. Er muss auch wissen, wie er Mangelerscheinungen vorbeugt.

Ernährung und Jahresrhythmus

Auch die Jahreszeiten haben Einfluss auf unsere Essgewohnheiten. Zum Beispiel im Sommer: Wer grillt da nicht gerne? Grillgut ist allerdings eine relativ große gesundheitliche Belastung, denn durch das Grillen entstehen viele freie Radikale. Deshalb nehmen auch immer mehr Menschen davon Abstand.

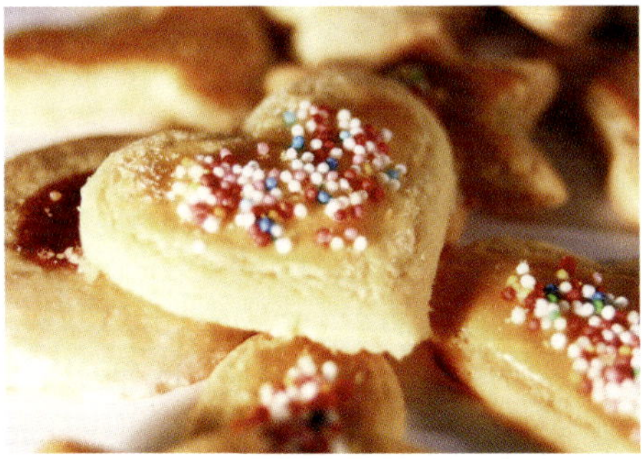

◀ Eine leckere Versuchung, die es in sich hat: Weihnachtsgebäck.

Verführerisch ist auch der Duft frisch gebackener Plätzchen in der Adventszeit. Der Appetit auf diese Süßigkeiten ist dann oft so groß, dass die Gebäckdosen zu Weihnachten schon leer gegessen sind. An den Festtagen hat man dann oft schon keine Lust mehr auf Weihnachtsgebäck. Überhaupt ist das Essen an den Weihnachtstagen, besonders das Festtagsmenü, meist eine gehörige Belastung für unsere Verdauung: Wir nehmen zu! Doch die Gewichtszunahme ist noch das geringste Übel. Das üppige Essen an den Feiertagen oder kurz danach führt nicht selten zu vermehrten Bluthochdruckattacken, ansteigenden Blutzuckerwerten, Magenübersäuerung und Problemen mit der Bauchspeicheldrüse.

Nahrung für den ganzen Menschen

„Der Mensch lebt nicht nur vom Brot allein", heißt es in der Bibel. Unser Leben beschränkt sich nämlich nicht nur auf die körperliche Ebene. Auch andere Bedürfnisse wie religiöse oder spirituelle wollen gestillt werden. Insgesamt gibt es sogar sieben Ebenen (siehe Grafik). Sie alle haben ihre eigenen Bedürfnisse.

Nahrung für den Körper

Der Körper braucht Nahrung, die ihn mit den wichtigen Nährstoffen versorgt. Auf Dauer dürfen keine wichtigen Stoffe fehlen, weil sonst zunächst Mangelerscheinungen auftreten, später dann, möglicherweise schwere Krankheiten.

Nahrung für die Gefühle

Essen alleine macht nicht glücklich, denn wir brauchen auch etwas „fürs Gemüt" oder „fürs Herz", wie es gerne formuliert wird. Wir müssen auch Situationen erleben, in denen unsere Gefühle angesprochen werden, die uns innerlich in Schwingung bringen. Die Gefühle sind die Nahrung für unser „Herz", ohne sie verkümmert es. Wer weiß, ob nicht so manchem Herzinfarkt eine „Unterkühlung" des Herzens vorausgegangen ist.

Nahrung für das Energiefeld

Manche Menschen haben sich satt gegessen und verspüren doch immer noch ein diffuses Hungergefühl. Dies ist dann der Hunger des Energiefeldes nach Energie. Dieser Hunger lässt sich nicht mit Essen stillen. Nahrung für das Energiefeld benötigen besonders Menschen, die anderen zugewandt arbeiten und die deshalb energetisch leicht ausgebeutet werden, wie zum Beispiel Masseure, Friseure, Krankenschwestern oder Ärzte. Hunger nach Energie kann aber auch bei anstrengender geistiger Arbeit auftreten und bei Menschen, die Erholung benötigen. Das Bedürfnis nach Energie wird oft nicht verstanden. Dabei ist es wichtig, Energiefeldhygiene zu betreiben, sich auf sich selbst und sein Energiefeld zu konzentrieren.

Der Mensch braucht auch Farben, um sich wohl zu fühlen und gesund zu bleiben. So treten in den farbenarmen Jahreszeiten die meisten Krankheiten auf. Auf die Bedeutung der Farben weist auch hin, dass die Energiezentren (Chakren) mit jeweils bestimmten Farben verknüpft sind. Farben spielen auch bei der Nahrung, der Kleidung und in der Wohnung eine große Rolle.

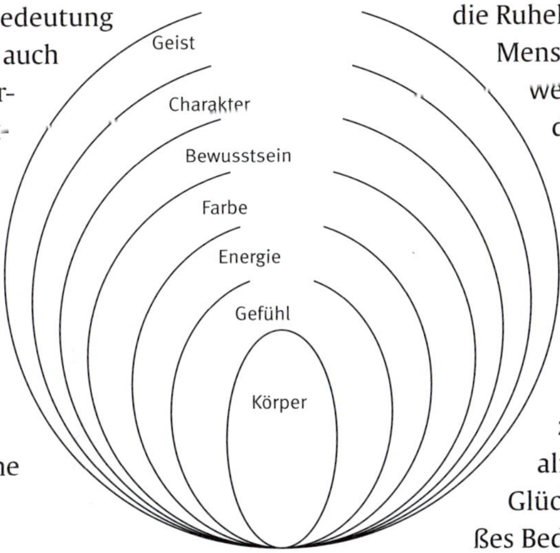

Nahrung für die Seele

Auch die Seele braucht Nahrung. Auf der Ebene des Bewusstseins und des Charakters sind das Gespräche, die den Geist anregen, ein Gedankenaustausch, der belebt, die Auseinandersetzung mit Strukturen und Handlungsmodellen, die von anderen Menschen übernommen wurden – oder auch übernommen werden mussten. Sich aus den inneren Zwängen zu befreien bedeutet eine große Anstrengung. Wenn wir dann einen Menschen haben, der uns in diesem Befreiungskampf beisteht, ist das eine große Hilfe, nämlich „Nahrung" für die Seele.

Jeder Mensch hat eine tiefe Sehnsucht nach Spiritualität und Glauben (Ebene des Geistes). Sie sind das Fundament, das uns Boden unter den Füßen gibt. Die Beheimatung im Glauben vertreibt die Ruhelosigkeit, die den Menschen oft umtreibt, weil er nicht weiß, wo der Ort seiner Sehnsucht liegt. Meist sucht er ihn außen, in der Welt, ohne zu merken, dass er doch in seinem Inneren liegt. Den Zugang zur eigenen Spiritualität zu finden ist ein Glück und stillt ein großes Bedürfnis.

Die Energie der Nahrung

Als man begann, den Wert der Nahrung einzustufen, wurde er zunächst allein nach dem Brennwert, den Kalorien, bemessen. So ist beispielsweise die Verbreitung des weißen Mehls zu erklären. Dabei werden vor dem Mahlen die Randschichten der Körner wie auch der Keim entfernt, und es entsteht eine lange haltbare Mehlkonserve, die zwar den gleichen Kaloriengehalt wie Vollkornmehl hat, der aber die wichtigen, in den Randschichen des Korns enthaltenen Vitamine fehlen.

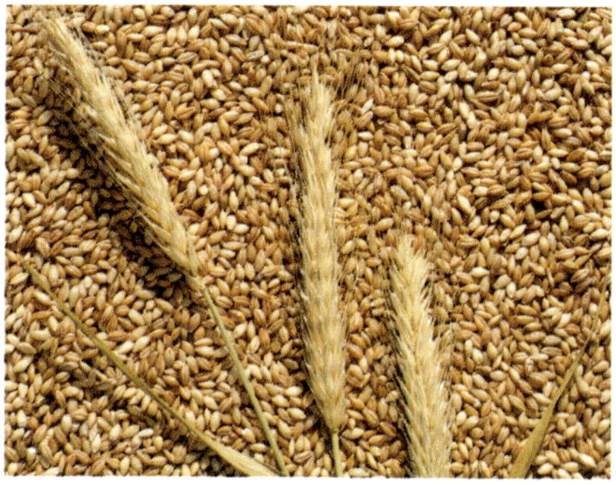

▲ In den Randschichten des Korns sind wertvolle Vitamine und Mineralstoffe enthalten, die bei der Verarbeitung zu Weißmehl verlorengehen.

Erst mit der Zeit fand man heraus, dass Essen mehr als nur die Aufnahme von Brennstoff für den Körper ist. Vitalstoffe wie Vitamine, Mineralstoffe oder essenzielle Fettsäuren wurden entdeckt, die für den Organismus unverzichtbar sind. Die wahre Bedeutung der Mineralstoffzufuhr aber blieb lange ein Geheimnis.

Der Aspekt jedoch, dem die allergrößte Bedeutung zukommt, wurde aber noch immer nicht berücksichtigt: die feinstoffliche Energie der Nahrung. Das lässt sich eindrucksvoll am Beispiel von frischem Quellwasser erfahren. Wer schon einmal während einer anstrengenden Wanderung nur einige wenige Schlucke Quellwasser getrunken hat, weiß, dass nicht nur der Durst gestillt wird,

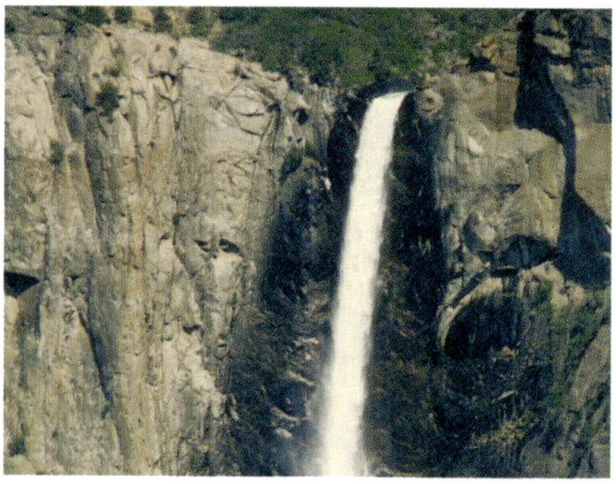

▲ Quellwasser stillt mehr als Durst und sogar Hunger: weil es unverändert ist, ist es so energiereich.

sondern sich auch das Hungergefühl verliert.

Die Energie des Quellwassers ist deshalb so hoch, weil es unverändert ist. Je mehr ein Lebensmittel verändert wird,

Info

Frisch gekochtes Essen ist gesünder als aufgewärmtes, doch am wertvollsten sind unveränderte Lebensmittel.

desto geringer ist sein Energiegehalt. So nimmt zum Beispiel schon durch einfaches Wiedererwärmen der Wert eines Nahrungsmittels rapide ab. Mehrfach aufgewärmtes Essen kann sogar schädlich sein. Bei Tieren wurde festgestellt, dass sie die Fruchtbarkeit innerhalb kürzester Zeit verloren, wenn sie über einen längeren Zeitraum wieder erwärmtes Futter vorgesetzt bekamen.

Für die Gesundheit ist es deshalb von großer Bedeutung, dass ein gewisser Anteil der Nahrung frisch, also ungekocht gegessen wird. Obst, Salate, aber auch Gemüse sind in rohem Zustand vor allem als Mineralstoff-, Vitamin- und Energielieferanten besonders wertvoll.

- Jedes Mal, wenn wir zu essen beginnen, werden die weißen Blutkörperchen (Leukozyten) in Alarmbereitschaft versetzt. Sie sind die „Giftpolizei" des Körpers. Angeregt von den Geschmacksnerven besetzen sie bei der Aufnahme von erhitzter, denaturierter Nahrung die Darmwand, als gelte es, eine Vergiftung oder Infektion aus dem Darm abzuwehren. Diese Reaktion erfolgt nicht bei Frischkost. Der Grund ist, dass „Totgekochtes" für den Organismus eher belastend ist und auch wenig Energie besitzt. Im Gegenteil kostet die Verdauung den Organismus Energie. Dies führt auch zu der häufig beobachteten Müdigkeit nach dem Essen. Viel wichtiger aber ist, dass die weißen Blutkörperchen, die in der Darmwand beschäftigt sind, dem Immunsystem für die Abwehr von Krankheiten fehlen. Ein Salat oder ein Stück Obst 10 Minuten vor der Hauptmahlzeit helfen, die Verdauungsleukozytose zu vermeiden und sich auch nach dem Essen frisch und fit zu fühlen.

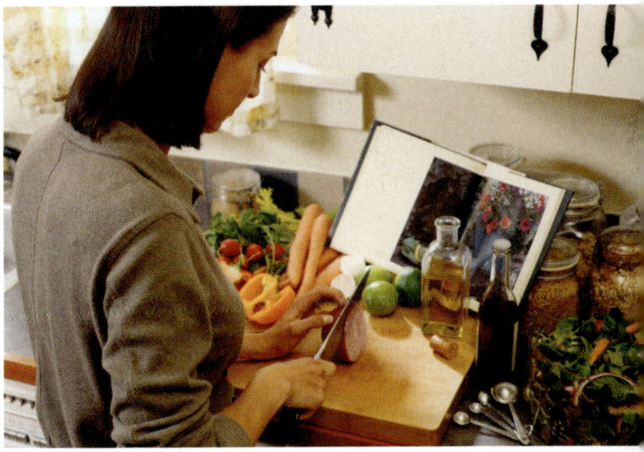

▲ Mit Rohkost kommt es nicht zur Verdauungsleukozytose.

Wenn Sie auf einen hohen Energiegehalt Ihrer Nahrung Wert legen, geben Sie Roh- oder Frischkost einen festen Platz in Ihrer Ernährung. Am besten sind Gemüse und Obst direkt aus dem Garten, frisch und möglichst unbehandelt.

Wie wird heute gegessen?

Ernährungsgewohnheiten

Essen hier und anderswo

Ernährungsgewohnheiten sind regional oft sehr verschieden. So legt man in Frankreich Wert auf mehrgängige Menüs, für die man sich auch zwei bis drei Stunden Zeit nimmt. Aber auch in Italien wird ein „schönes" Essen geschätzt. In den Vereinigten Staaten dagegen wird alles von der Geschwindigkeit beherrscht, auch das Essen. Fastfood, das schnelle Essen zwischendurch, passt hier zur Mentalität. Natürlich gibt es auch noch die sehr persönlichen Unterschiede in den Essgewohnheiten.

Essensvorlieben entstehen schon in der Kindheit

Kaum schmeckt dem Sprössling ein bestimmtes Essen besonders gut, dann wird das im Speiseplan besonders oft berücksichtigt. Welche Mutter möchte ihre Kinder schließlich nicht mit dem Essen auch einmal verwöhnen? So habe ich von einer Mineralstoffberaterin erfahren, dass ihre Mutter, wenn sie mit ihrem Mann und den beiden Kindern zu Besuch kommt, vier verschiedene Gerichte kocht, jedem sein Lieblingsessen (oder zumindest das, was die allzu besorgte Oma dafür hält).

Ein altes Sprichwort sagt: „Liebe geht durch den Magen." Und weil Mutter die beste Köchin war, versucht manche Ehefrau, genau so zu kochen. So werden Ernährungsgewohnheiten von einer Generation an die nächste weitergegeben. War nun das Essen bei Mama mineralstoffarm, dann wird dieser Mangel weiter bestehen bleiben.

Beharrungstendenz des Körpers

Oft meinen Menschen, sie wüssten genau, was ihr Körper braucht. Das konnten wir oft feststellen, wenn wir jemandem mitteilten, er solle doch den einen oder anderen Mineralstoff nach Dr. Schüßler nehmen. Die Antwort lautete dann: „Die benötige ich nicht, denn

▼ Vorlieben entstehen schon in der Kindheit – und welches Kind nascht nicht gern?

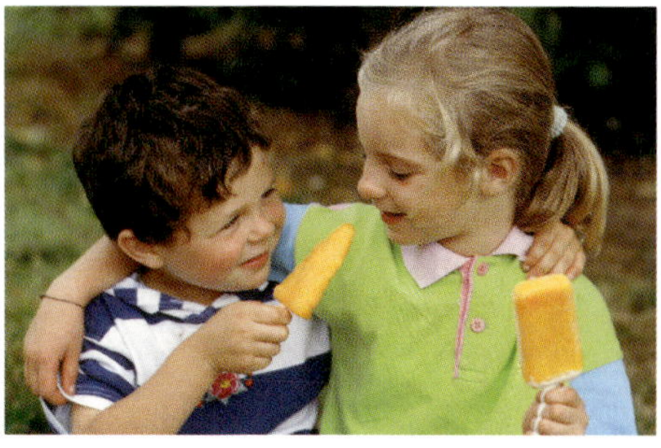

mein Körper sagt mir schon, was ich brauche!“

Stattdessen kaufte er sich etwa eine große Tafel Schokolade, ein Kilogramm Geräuchertes und salzte die Suppe, bevor er noch gekostet hatte, weil er das Bedürfnis nach Süßem oder Salzigem hatte. Leider hat dieser Mensch die Sprache des Körpers nicht richtig verstanden, denn meist zeigt das übermäßige Verlangen nach einer bestimmten Speise einen Mineralstoffmangel an, der sich verliert, wenn der entsprechende Schüßler-Mineralstoff eingenommen wird. In vielen Bereichen lässt sich allerdings eine so genannte Beharrungstendenz des Organismus feststellen.

- Wird ein Organismus mit viel Säure, etwa durch eine eiweißreiche Ernährung oder hohen Kaffee- oder Süßigkeitenkonsum, belastet, baut er für deren Neutralisation einen chemischen Mechanismus auf. Je stärker die Säurebelastung ist, desto stärker muss der Organismus arbeiten, damit er die anfallende Säure abbauen kann, und je mehr Säure zugeführt wird, desto mehr Neutralisierungsmechanismen werden geschaffen. Wird durch eine Veränderung der Lebensweise und der Ernährungsgewohnheiten dann plötzlich nur noch wenig Säure zugeführt, schreit der aufgebaute chemische Apparat geradezu nach mehr Säure, da nun ein Überangebot an neutralisierenden Stoffen besteht. Es ist festzustellen: Je mehr Säure zugeführt wird, desto mehr Neutralisationsmechanismen werden geschaffen, und je mehr neutralisierende Stoffe vorhanden sind, desto mehr verlangt der Körper nach Säure. Das bezeichnen wir als Säureschaukel. Dieser Mechanismus kann in der Sucht enden, wenn dem Verlangen nach einem bestimmten Stoff nachgegeben wird. Weit verbreitet sind beispielsweise die Nikotin- und Koffeinsucht. Aber auch Schokolade, Süßigkeiten, Geräuchertes oder Kochsalz können die beschriebenen Neutralisationsmechanismen des Körpers auslösen und zu einem immer größer werdenden Verlangen nach diesen Stoffen führen.

Info

Hinter einem starken Verlangen nach bestimmten Nahrungs- oder Genussmitteln stehen Mängel, die durch die Mineralstoffe nach Dr. Schüßler gedeckt werden können.

Ernährungsvorlieben

Die Stoffwechselprozesse des Organismus stellen sich auf bestimmte Nahrungsmittel – oder genauer auf das, was in ihnen enthalten ist – ein. Wahrscheinlich bevorzugt der Organismus gerade die Stoffe, die er bereits in Deponien abgelagert hat. So wird der Körper uns aufgrund seiner Ernährungserfahrung immer wieder auf die Nahrungsmittel Lust machen, deren Inhaltsstoffe ihm schon bekannt sind. Vielleicht haben Sie auch schon einmal erlebt, dass Sie aus einem Urlaub in einem fernen Land zurückgekommen sind und sich nach Ihrem Lieblingsgericht gesehnt haben, weil Sie es schon so lange entbehren mussten. Natürlich hängt das auch mit dem Grundcharakter jedes Einzelnen zusammen. Ein Mensch, der neugierig ist und auf neue Dinge zugeht, verhält sich auch beim Essen anders als jemand, der eher statisch ist und lieber bei dem bleibt, was er kennt.

Übergewicht (Dickleibigkeit)

Im Laufe des Lebens erzeugt eine einseitige Ernährung zunehmend Mangelerscheinungen, und das nicht nur im Mineralstoffbereich, sondern ganz allgemein. Außerdem führen die meisten Menschen heute ein bewegungsarmes Lebens, passen ihre Ernährung aber nicht entsprechend an. Das führt zu Dickleibigkeit. Sie ist das zentrale Problem bei Störungen im Stoffwechselgeschehen.

Hinweis

Vor jedem Versuch abzunehmen sollten zuerst die Gründe für das Übergewicht gefunden werden.

Die Dickleibigkeit muss allerdings differenziert betrachtet werden. Erst wenn die Ursachen für das Übergewicht bekannt sind, können entsprechende Maßnahmen zur Gewichtsreduktion ergriffen werden. Zu diesem Thema kann das im selben Verlag erschienene Buch: „Gesund abnehmen mit Schüßler-Salzen“ empfohlen werden.

Fettdickleibigkeit

Bei der Fettdickleibigkeit bildet das Fett eine mehr oder weniger dicke Einlagerung direkt unter der Haut im Bindegewebe. Zwar kann das Bindegewebsfett abgesaugt werden – damit wird aber nur die Folge einer Stoffwechselstörung beseitigt, nicht deren Ursache. Auch die Organe sind von einem lebensnotwendigen Fettmantel umgeben, der sie schützt. Bei einer Zunahme von überschüssigem Fett im Körper treten auch hier Fetteinlagerungen auf, die schädlich

Info

Fettdickleibigkeit hängt mit einem Mangel an Natrium phosphoricum Nr. 9 zusammen.

Hinweis

Im Gegensatz zu Menschen mit Fettdickleibigkeit haben Personen, die durch einen Eiweißüberschuss dickleibig sind, eher festes Fleisch.

sind. Beispiele sind Herzverfettung oder Fettleber.

Eiweißdickleibigkeit (Eiweißspeicherkrankheit)

Wenn dem Körper mehr Eiweiß zugeführt wird, als er verarbeiten kann, wird es im Körper angelagert. Ein Mangel an Calcium phosphoricum Nr. 2 beschleunigt diesen Prozess. Sichtbar wird dies als Cellulite (Orangenhaut). Meistens ist dieser Prozess von einer Übersäuerung des Körpers begleitet, sodass regelrecht „säuregetränkte Eiweißablagerungen" im Gewebe zu finden sind.

Der übermäßige Säureanfall hat allerdings noch schwerwiegendere Folgen als die Orangenhaut. Das lockere Bindegewebe besitzt eine gallertige Konsistenz mit einem hohen Wasseranteil und ist für die Kommunikation der Zellen zuständig. Bei zunehmender Versäuerung wird das Bindegewebe immer fester bis zur Verhärtung. Dann leidet auch die Versorgung der Zellen, denn der Transport der Nährstoffe ist erschwert. Ebenso wird der Abtransport der anfallenden Abfallprodukte aus der Zelle erheblich behindert. Regeneriert sich das Bindegewebe nicht, kann es nach Jahren der Übersäuerung zum frühzeitigen Tod von Zellverbänden kommen, was zu ernsten Erkrankungen führen kann.

Schadstoffdickleibigkeit

Wir nehmen ständig Schadstoffe auf, die der Körper schwer bearbeiten oder ausscheiden kann. Fehlt es an Betriebsstoffen (Stoffe, die in geringer Menge aufgenommen werden, aber für die Prozesse des Organismus wichtig sind wie Vitamine oder Mineralstoffe), wird das Ausscheiden der Schadstoffe zusätzlich erschwert. Sie bleiben in Lösung und der Körper versucht, sie in Zellen einzuschleusen, damit sie den Stoffwechsel nicht allzu sehr beeinträchtigen.

Die „Schadstofflösung" dringt ins Gewebe ein, vor allem unter die Oberhaut, und verwässert es. Unter Umständen wid sogar das Blut verwässert. Werden die Schadstoffe nicht abtransportiert, wird der Körper nach und nach mit diesen Problemflüssigkeiten prall gefüllt. An den Oberflächen, etwa der Haut, entsteht eine hohe Spannung.

Hinweis

Schadstoffe, die der Körper nicht ausscheiden kann, können zu einer starken Gewichtszunahme führen; der Betroffene wirkt wie aufgeblasen.

Dickleibigkeit durch übermäßigen Alkoholgenuss

Auch übermäßiger Alkoholgenuss führt zu Dickleibigkeit. Für Menschen mit einem sehr sensiblen Körper reichen schon geringe Mengen Alkohol aus, um den Körper anschwellen zu lassen. Alkohol ist ein Gift und muss, damit er keine allzu großen Schäden anrichten kann, zunächst im Körper verdünnt werden, bevor er langsam durch die Leber umgebaut und schließlich ausgeschieden werden kann. Bei Alkoholproblemen reicht allerdings die Einnahme von ein paar Mineralstoffen nicht aus. Hier müssen die Sorgen, Nöte und Spannungen des Betroffenen gesehen und von ihm selbst bearbeitet werden. Häufig ist es notwendig, dass auch das Umfeld des betroffenen Menschen im Sinne einer systemischen Erfassung mitarbeitet.

Hinweis

Bei Alkoholmissbrauch können die Mineralstoffe nach Dr. Schüßler nur unterstützend wirken.

Einseitige Ernährung und Diäten

Besonders mit einseitigen Diäten, wie sie häufig zur Gewichtsreduktion angepriesen weden, erreicht man oft das genaue Gegenteil dessen, was man erreichen will, denn Fresssucht oder Organstörungen können die Folge sein. Wegen möglicher Mangelerscheinungen und anderer Belastungen muss vor Diätformen, die nicht auf einer ausgewogenen Ernährung basieren, gewarnt werden.

Während einer Schwangerschaft ist von extremen Ernährungsweisen wie strengem Vegetarismus oder gar einer makrobiotischen Ernährung dringend abzuraten, weil das Wachstum des Kindes gestört werden kann.

- Der übertriebene Genuss von Kaffee, Alkohol oder Cola-Getränken beansprucht viele Betriebsstoffe. Wie Studien belegen, reichen bei Frauen schon zwei Tassen Kaffee täglich aus, um das Risiko für Osteoporose nach den Wechseljahren ganz erheblich zu steigern: Gemessen wurde eine geringere Knochendichte an Wirbelsäule und Beckenknochen und eine erhöhte Neigung zu Knochenbrüchen.

Säureüberschuss durch Diäten

Schädlich ist vor allem ein Säureüberschuss in der Nahrung, weil er den Organismus schwer belastet. Schon lange ist bekannt, dass unsere Nahrung nur zu 20 Prozent aus versäuernden und zu

80 Prozent aus basischen Lebensmitteln bestehen sollte.

Ernährungsformen, die mit einer starken Säurebelastung einhergehen, sind beispielsweise die Makrobiotik und die Atkins-Diät, die sogar zu einem ganz extremen Säureüberschuss führt. Günstig für das Säure-Basen-Verhältnis im Körper sind dagegen die Ernährung nach Dr. Bruker, nach Schnitzer, die Hay'sche Trennkost und die Ernährung nach Satvik, eine in Indien praktizierte Ernährungsweise. Alle diese Formen haben einen Basenüberschuss.

Info

Ein Säureüberschuss hängt unmittelbar mit dem Mineralstoffhaushalt zusammen. Die dadurch entstehenden Mängel verweisen direkt auf die Biochemie nach Dr. Schüßler.

Fastenkuren als Auslöser eines Mineralstoffmangels

Zu besonderer Vorsicht ist bei Fastenkuren zu raten. Vielfach wird mit großer Naivität an solche Unternehmungen herangegangen und damit dem Körper schwerer Schaden zugefügt. Immer sollte eine Fastenkur von einem gut ausgebildeten Fastentrainer begleitet werden. Notwendige Voraussetzung ist die Vorbereitung des Körpers mit ausreichend Mineralstoffen. Während einer Fastenkur verbraucht der Körper extrem viele Betriebsstoffe, besonders Mineralstoffe im intrazellulären Bereich.

Hinweis

Bei jedem Entgiftungsprozess ist darauf zu achten, dass ausreichend Flüssigkeit getrunken wird.

Außerdem sei noch auf die Notwendigkeit der Darmreinigung hingewiesen, für die Einläufe nicht ausreichen. Sie erreichen nicht den ganzen Darm, in den der Organismus ab dem dritten Tag Giftstoffe ausscheidet. Es kommt zu einer so genannten Inversion, der Umkehrung der Darmfunktion, bei der die Darmzotten keine Nährstoffe mehr aus dem Darm aufnehmen, sondern Schadstoffe in diesen leiten. Dies kann zu Durchfall führen. Die Giftstoffe können nur durch die Verwendung von Glauber- oder Bittersalz oder über eine Darmspülung tatsächlich gründlich ausgeschieden werden.

Nun ein kurzer Überblick über die wichtigsten Mineralstoffe nach Dr. Schüßler, die für eine Fastenkur unerlässlich sind.

Kalium chloratum Nr. 4

Fehlt Kalium chloratum Nr. 4, bildet sich ein weißer Belag auf der Zunge. Dieser zeigt sich bereits am Anfang der Kur. Kalium chloratum Nr. 4 ist der Betriebsstoff für die Drüsen, auch des Verdauungstraktes. Deshalb wird viel von diesem Mineralstoff verbraucht.

Kalium phosphoricum Nr. 5

Auch wenn sich Mundgeruch einstellt, ist das kein Erfolg der Kur, sondern auf einen großen Mangel an Kalium phosphoricum Nr. 5 zurückzuführen. Der Organismus benötigt diesen Mineralstoff, da er sehr viel Energie für die Kur zur Verfügung stellen muss und Kalium phosphoricum Nr. 5 außerdem als Antiseptikum gegen die frei werdenden Giftstoffe benötigt.

Ferrum phosphoricum Nr. 3

Ein weiterer Betriebsstoff, der bei einer Fastenkur extrem stark verbraucht wird, ist Ferrum phosphoricum Nr. 3. Denn die Stoffwechselanforderungen an den Organismus sind sehr hoch. Das schließt auch die Transportfunktion ein. Ferrum phosphoricum Nr. 3 ist nicht nur für den Sauerstofftransport im Blut verantwortlich, sondern für die Transportqualität des Blutes überhaupt. Bei einem leichten Mangel wird das Gehirn weniger mit Sauerstoff versorgt, sodass es zu leichtem Schwindelgefühl kommen kann. Auch das Auftreten einer leicht erhöhten Temperatur kann auf einen Mangel an Ferrum phosphoricum Nr. 3 hinweisen.

Magnesium phosphoricum Nr. 7

Ein Schokoladenhunger weist auf den hohen Verbrauch an Magnesium phosphoricum Nr. 7 im Verdauungsbereich hin. Er tritt aber meist erst nach der Beendigung der Fastenkur auf.

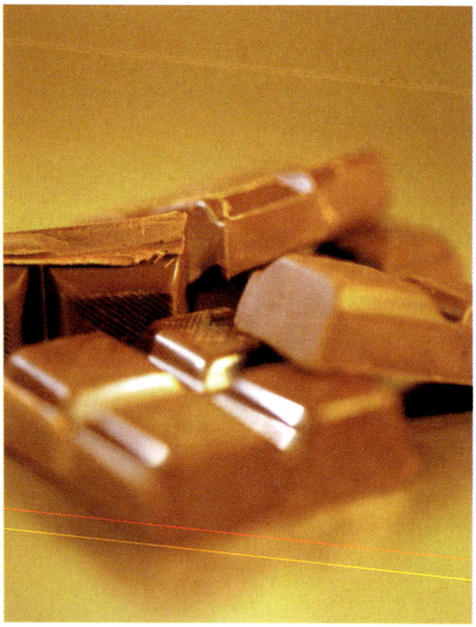

▲ Nach dem Fasten Heißhunger auf Schokolade? Ein Mangel an der Nr. 7 könnte dahinterstecken.

Wird die Fastenkur nicht fachgerecht begleitet, stellt sich anschließend oftmals ein nicht zu bändigender Heißhunger ein. Trotz aller redlicher Bemühungen bleibt dann der Erfolg der Kur aus, und die früheren Zustände stellen sich schnell wieder ein.

Hinweis

Häufigen unkontrollierten Essattacken bei Schwangeren liegen Mineralstoffmängel zugrunde.

Auf der Suche nach einer sinnvollen Ernährung

Für eine gesunde Ernährung zu beachtende Faktoren

Häufig geraten Menschen, die sich um eine sinnvolle Ernährung bemühen, in eine geradezu resignative Ratlosigkeit. „Was soll ich denn überhaupt noch essen?", fragen sie sich. Das Angebot an Nahrungsmitteln ist durch die modernen Transportmöglichkeiten unüberschaubar geworden. Alles aus der ganzen Welt wird zu jeder Zeit angeboten.

Letztlich lässt sich die Frage nach der „richtigen" Nahrung mit einem Satz nicht beantworten, weil sie immer auch mit dem einzelnen Menschen und seiner individuellen Situation zu tun hat. Auch gibt es zu berücksichtigende individuelle Belastungen, wie beispielsweise eine stark angegriffene Darmflora oder die Einnahme von Antibiotika oder anderen Medikamenten.

Info

Werden Speisen leicht verdaut, ist der Verdauungswiderstand gering; dauert die Verdauung länger, so ist er groß.

Einige Gesichtspunkte bei der Suche nach einem geeigneten Ernährungskonzept treffen auf viele Menschen zu. Sie wollen wir nun näher betrachten.

Der Verdauungswiderstand

Beim Vergleich der Probleme, die Menschen früher und heute mit ihrer Verdauung hatten und haben, kann man einen auffallenden Unterschied feststellen. Zu früheren Zeiten erkrankte öfter der Magen, während heute eher das letzte Drittel des Dickdarms und der Enddarm Sorgen bereiten. Die Ursache liegt letztlich in dem, was als Verdauungswiderstand bezeichnet wird. Alles, was wir unserem Körper als Nahrung zuführen, muss von ihm verdaut, also bearbeitet werden.

Früher wurden hauptsächlich Speisen aus einer Kombination von Fett und Mehl gegessen. Diese blieben lange im Magen liegen, waren schwer verdaulich. Solche Nahrung wurde früher benötigt, denn die Menschen arbeiteten viel mehr körperlich als heute. Das heutige Essen ist leicht verdaulich und schon lange vor dem Ende des Verdauungsweges fertig verarbeitet. Der verdaute Brei liegt im Darm, beginnt zu gären und greift die Darmwände an.

Info

Im Darm verbleibender, gärender Nahrungsbrei ist häufig die Ursache für Kopfschmerzen.

Ballast- oder Faserstoffe

Es gibt immer noch Bücher, in denen Faserstoffe als Ballaststoffe bezeichnet werden. Dieser Bezeichnung liegt die Annahme zugrunde, dass diese Stoffe unnötiger Ballast für uns seien. Vom Brennwert her gesehen, mag das zutreffen. Doch heute weiß man um die Bedeutung der Faserstoffe. Sie sind ein äußerst wertvoller Teil unserer Nahrung und enthalten viele Vitamine und Spurenelemente. Faserstoffe quellen im Darm durch Bindung von Flüssigkeit auf. Dadurch wird die Darmperistaltik angeregt und eine gute Ausscheidung gefördert. Vor allem aber muss der Organismus ordentlich arbeiten, bis er alle wertvollen Bestandteile aus den Faserstoffen gewonnen hat.

Eine faserstoffreiche Nahrung fordert nicht nur den Verdauungsapparat, sondern hat auch einen positiven Nebeneffekt: Sie bewirkt, dass der Nahrungsbrei erst am Ende des Dickdarms vollständig verdaut ist und es nicht zu Gärprozessen kommt.

- Bei einer Ernährung mit reichlich Vollkornmehlprodukten, Gemüse und Frischkost verschwindet das weit verbreitete Problem Obstipation (Verstopfung) meist von selbst!

Energiegewinnung

Für die Energiegewinnung und für andere wichtige chemische Vorgänge in den Zellen müssen die notwendigen Nährstoffe tagtäglich über die Nahrung aufgenommen werden. Hierzu gehören auch die Mineralstoffe.

In einem komplizierten Prozess werden dann die Abfallprodukte aus der Zelle entsorgt und schließlich aus dem Körper ausgeschieden. Je weniger Abfallstoffe bei der Energiegewinnung entstehen, umso effektiver kann der Organismus arbeiten.

Dies verdeutlicht, dass die Qualität der Nahrung eine entscheidende Bedeutung hat. Je weniger belastende Stoffe in den Körper hineingelangen, desto weniger muss der Organismus ausscheiden. Ganz zu schweigen davon, dass nicht jeder Schadstoff einfach wieder ausgeschieden werden kann.

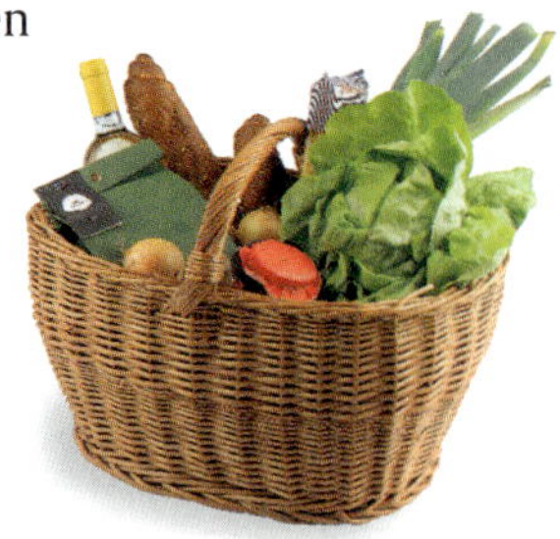

Eine vollwertige Ernährung allein reicht nicht aus

Immer wieder begegne ich Menschen, die zu mir sagen: „Ich ernähre mich doch vollwertig, ich kann doch keine Mängel haben. Eigentlich müsste es mir gut gehen!“ Tatsächlich haben diese Menschen, von der Antlitzanalyse her gesehen, wesentlich weniger Mängel als jene, die in Sachen Ernährung wenig achtsam sind. Trotzdem kommt es immer wieder vor, dass sogar Menschen, die auf ihre Ernährung besonders achten, Mangelerscheinungen haben.

Info

Nicht nur die körperliche Ebene, auch die anderen Ebenen wie Energiefeld, Gefühlswelt oder Charakter können Mangelsituationen verursachen. Manchmal wird die Auswirkung dieser Ebenen auf die körperliche unterschätzt.

Beim Vorliegen eines Mineralstoffmangels ist es wichtig, nicht nur den Bedarf zu decken, sondern auch die Ursachen zu beheben. Es gibt Menschen, die einen ungünstigen und belastenden Schlafplatz haben. Ihnen nützt es nicht viel, ihre Ernährungsgewohnheiten umzustellen. Sie müssen unbedingt zuerst den Schlafplatz verbessern, um ihre Probleme in den Griff zu bekommen und eine anhaltende Besserung zu erreichen. Beim Schlafplatz ist besonders darauf zu achten, dass sich keine Erdstrahlen, Wasseradern oder gar Verwerfungen unter dem Bett befinden. Ein Radiästhet oder Geopathologe kann das herausfinden. Die optimale Schlafrichtung ist Nord-Süd mit dem Kopf im Norden. Bei Häusern an Berghängen sollte allerdings der Kopf Richtung Hang liegen und an fließenden Gewässern gegen die Flussrichtung. Das Schlafzimmer sollte möglichst wenig Einrichtungs- und Ziergegenstände enthalten, vor allem keine Spiegel oder Kristalllüster. Elektrogeräte haben ein Energiefeld, dass den Schlaf ebenfalls stören kann. Netzfreischaltgeräte reduzieren störende elektromagnetische Energiefelder von Stromleitungen. Bett und Matratze aus naürlichen Materialien (Holz, Rosshaar, Baumwolle) und ohne Metall fördern den Schlaf.

Es gibt keine unbelastete Nahrung mehr

Spätestens seit Tschernobyl wissen wir, dass es keine Insel der Seligen mehr gibt. Aber nicht nur radioaktive Belastungen kennen keine Staatsgrenzen – denken wir nur an die Wolken mit ihrem sauren Regen. Die Umweltbestimmungen sind in verschiedenen Staaten sehr unterschiedlich und werden mancherorts noch lax gehandhabt. So können selbst Lebensmittel, die biologisch erzeugt wurden, Schadstoffe aufweisen. Ein Beispiel dafür ist das DDT, das gedankenlos und intensiv eingesetzt wurde. Spuren davon finden sich jetzt sogar in der Antarktis. DDT kann nicht abgebaut werden und reichert sich im Organismus an.

Spritzmittel

Durch die starke Belastung der Umwelt hat auch das Immunfeld der Pflanzen gelitten. Sie werden für Schädlinge anfälliger. Deshalb werden Pflanzenschutzmittel eingesetzt, was der Umwelt noch zusätzlich schadet. Früchte und Gemüse müssen heute schön aussehen, um gekauft zu werden. Deswegen werden sie auch nach der Ernte weiter behandelt.

- Wie weit sich Ackerbau heute von einem natürlichen Anbau entfernt hat, kann man in landwirtschaftlichen Industriebetrieben sehen. Der Gutsbesitzer eines Hofes in Schleswig-Holstein berichtete, wie oft der Weizen gespritzt wurde: Zuerst wurde die Vorsaat weggespritzt, dann das Unkraut. Schließlich wurde der Weizen gegen Schädlinge wie Pilze und Flechten „geimpft". Da der Landwirt in jenem Jahr wenig Stroh brauchte, wurde kurzerhand ein Halmverkürzer gespritzt und auf ungefähr 30 Zentimeter hohen Halmen saßen nun umso größer erscheinende Ähren. Nach der Ernte wurde das Korn schließlich in riesigen Türmen getrocknet, gebeizt und für den Transport präpariert.

Düngemittel

Durch die jahrhundertelange Ausbeutung unserer Kulturböden finden die Pflanzen zu wenig Nährstoffe und müssen mit künstlichen Düngemitteln ver-

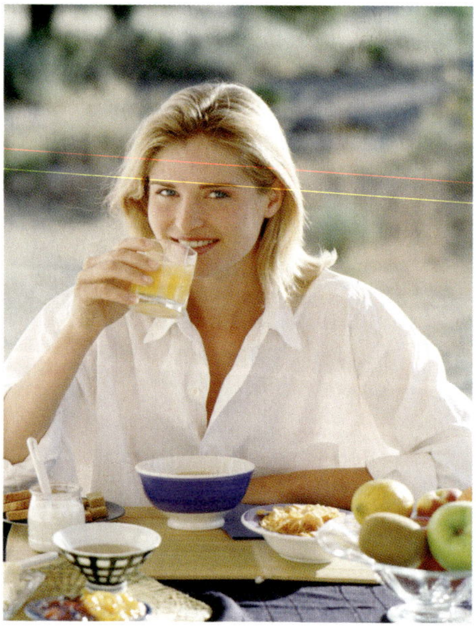

▲ Sich gesund und frisch zu ernähren ist heute gar nicht mehr so einfach.

Info

Bei der künstlichen Düngung können nicht alle Nährstoffe nachgedüngt werden, sodass die Pflanzen weniger Mineralstoffe enthalten. Auch das wirkt sich auf den Menschen aus.

sorgt werden. In den Vereinigten Staaten gibt es bereits Landstriche, die durch den Raubbau verwüstet, im wahrsten Sinne des Wortes zu Wüstengebieten wurden.

In diesen industriell hergestellten landwirtschaftlichen Produkten sind die Mineralstoffgehalte zurückgegangen. Wir weisen besonders auf den nicht mehr ausreichenden Gehalt an Magnesium hin. Die stark verbreitete und überhand nehmende Düngung mit Nitraten und Phosphaten mag dafür eine Begründung liefern. Magnesiumnitrate zum Beispiel sind leicht wasserlöslich und versickern in tiefere Bodenschichten. Die Wurzeln der Pflanzen erreichen sie nicht. Bei den Magnesiumphosphaten ist es umgekehrt. Diese sind schwer wasserlöslich und werden daher von den feinen Pflanzenwurzeln nur schwer aufgenommen. Dadurch erhält die Pflanze zu wenig Magnesium.

So darf es nicht wundern, dass sich der Magnesiummangel immer mehr ausbreitet – und der Schokoladenhunger immer mehr zunimmt. Kakaopulver enthält viel Magnesium, das im Körper aber nur außerhalb der Zellen (extrazellulär) wirksam wird. Durch den Genuss von Schokolade nimmt damit das Ungleichgewicht zwischen feinem, intrazellulärem und grobem, extrazellulärem Magnesiumhaushalt immer mehr zu und das anfänglich leichte Bedürfnis

Info

Trinkwasser ist ein wichtiger Magnesiumlieferant. Wird es allerdings enthärtet, wird auch das Magnesium zum größten Teil entfernt.

nach diesem Genussmittel kann sich bis zur Gier steigern. Der Schkoladenhunger geht zurück, wenn fein verteiltes und verdünntes Magnesium als Magnesium phosphoricum Nr. 7 nach Dr. Schüßler eingenommen wird.

- Wegen der Verarmung der Nahrungsmittel greifen immer mehr Menschen zu den sehr modernen Nahrungsergänzungsmitteln. Vitamin- und Spurenelementpräparate gehören fast schon zur täglichen Ernährung. In den letzten Jahren ist die alleinige Betonung der Vitamine zurückgegangen. Heute wird auch auf eine ausreichende Versorgung mit Mineral- und anderen Vitalstoffen geachtet.

Mineralstoffmangel durch psychosoziale Belastungen

Stress im Alltag Die moderne Welt des Menschen ist voll von Belastungen, die es früher in dieser Form kaum gab. Allen voran ist der alltägliche Stress zu nennen, der die Bereitstellung großer körperlicher und seelischer Ressourcen verlangt. Der Organismus arbeitet immerzu auf Hochtouren, was im Nebenef-

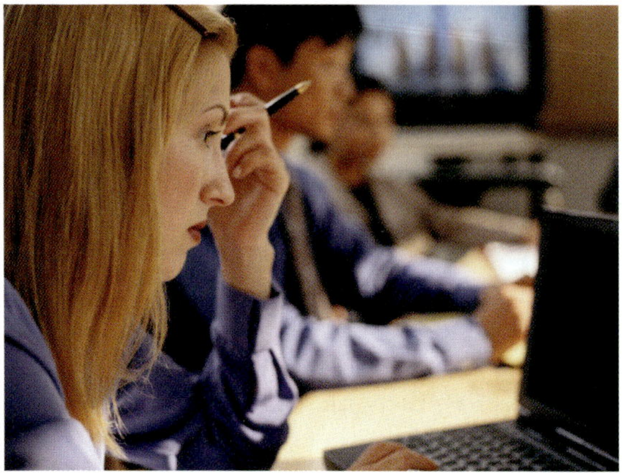

▲ Hochkonzentriert vor dem Computer: ohne Entspannungsphasen kann das zum Dauerstress werden.

fekt eine schnellere innere Alterung zur Folge hat. Nicht zufällig haben Spitzenmanager heute oft keine hohe Lebenserwartung, da sie kaum Zeit für Entspannung und Regeneration haben und ihr Leben deshalb aus dem Rhythmus gerät.

Auch Mobbing, ob am Arbeitsplatz oder anderswo, hat körperliche Konsequenzen. Bei einer Stressreaktion werden viele Stoffe ausgeschüttet oder verbraucht, angefangen von Adrenalin, dem typischen Angst- und Stressstoff, bis hin zum vermehrten Verbrauch von Calcium phosphoricum Nr. 2 für die durch den Stress vermehrte Muskelspannung. Stress führt aber auch zu einem Magnesiummangel, der berücksichtigt werden muss. In der Biochemie nach Dr. Schüßler geschieht dies durch Magnesium phosphoricum Nr. 7.

Stress durch Gewalt in den Massenmedien Das Fernsehen, das so manchem Menschen die Zeit verkürzt, hat nicht nur positive Einflüsse. Wenn Sie an die häufigen Gewaltszenen spannender Krimis oder von Horrorfilmen denken, aber auch an Szenen, die auf die Tränendrüsen drücken sollen, dann verstehen Sie sofort, was wir als seelische Vergiftung mit dem Umweltmüll des Fernsehens meinen. Dieser seelische Stress verbraucht auf der körperlichen Ebene Mineralstoffe.

Jeder kann bei einem spannenden Film bei sich selbst beobachten, wie sich seine Körperhaltung verändert. Der Puls beschleunigt sich, man beginnt vielleicht zu schwitzen, die Muskeln spannen sich an, Hände und Füße werden kalt und die Zähne zusammengebissen. Alle diese körperlichen Vorgänge verbrauchen Betriebsstoffe. Zusätzlich belastet der Abbau von Angst- und Stressstoffen, die während des Filmbetrachtens ausgeschüttet werden, den Stoffwechsel.

Berücksichtigt werden muss auch die seelische Verarbeitung des Gesehenen. So kann es nicht verwundern, wenn die Mineralstoffvorräte auf der Ebene der Betriebsstoffe im Körper überdurchschnittlich stark abnehmen.

Angst und Verunsicherung Wenn Menschen durch eine Furcht einflößende, verunsichernde Erziehung von Bildern der Bedrohung des Lebens erfüllt sind, entsteht Angst. Dieses innerlich „Auf-der-Lauer-Liegen“, was alles Schlimmes passieren könnte, spannt die Bänder, Sehnen und Muskeln. Das führt zu einem hohen Verbrauch von Calcium fluoratum Nr. 1 und Calcium phosphoricum Nr. 2. Ein Mangel macht sich irgendwann als Störung bemerkbar und sollte durch die Einnahme der Mineralstoffe ausgeglichen werden. Doch allein auf der körperlichen Ebene lässt sich ein solcher Mangel nicht beheben, da die Ursachen in tieferen Schichten des Menschen liegen. Nur wenn der Betroffene auf seiner charakterlichen Ebene arbeitet, sich mit seinen Ängsten auseinander setzt, ist eine dauerhafte Behebung des Mangels möglich.

Ursachen eines Mineralstoffmangels

Der Mangel beginnt schon im Mutterleib

Wie schon angesprochen, werden Ernährungsgewohnheiten von einer Generation zur nächsten weitergegeben. Doch ein Mangel an wichtigen Stoffen kann schon im Mutterleib beginnen. Ernährt sich die Schwangere nicht ausgewogen, bekommt auch das werdende Kind nicht alle notwendigen Stoffe, denn wovon die Mutter zu wenig hat, davon kann sie auch ihrem Kind nicht genug geben. Dadurch werden Dispositionen für bestimmte Krankheiten weitergegeben, die allerdings nur zum Ausbruch kommen, wenn die Lebensweise der Eltern beibehalten wird.Ein gutes Beispiel dafür sind Krampfadern, die nach unserem Verständnis nicht vererbt werden. Vielmehr werden die Mängel, die zu ihrer Entstehung führen, weitergegeben.

Isolierung und Überzuckerung

Um die Isolierung von Nahrungsmitteln zu veranschaulichen, eignet sich der weiße Kristallzucker, auch Industriezucker oder Saccharose genannt. Kristallzucker wird aus Zuckerrübensaft oder

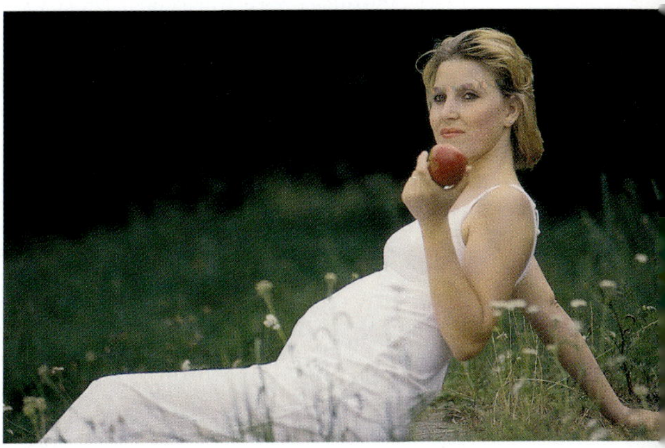

▲ Eine gesunde Ernährung während der Schwangerschaft kommt dem Kind zugute.

Zuckerrohrmelasse gewonnen. Während die Rohsubstanzen viele weitere wertvolle Stoffe, unter anderen Vitamine und vor allem Mineralstoffe, enthalten, die für die Aufspaltung des Zuckers im Körper notwendig sind, wird der weiße Zucker raffiniert, also aus seinem Verband herausgelöst und isoliert. Die Mineralstoffe und Vitamine gehen dabei verloren. Für die Verarbeitung des isolierten Zuckers muss der Körper nun zusätzliche Mineralstoffe verbrauchen.

Info

Zucker ist ein großer Mineralstoffräuber.

Durch die Isolierung werden Nahrungsmittel erzeugt, die in hoher Konzentration einzelne Grundnährstoffe enthalten, während andere wichtige Nähr- und Vitalstoffe völlig fehlen. Als sehr bedenklich wirkt sich vor allem das Entfernen der Mineralstoffe aus, da sie für jeden Stoffwechselprozess im Körper unbedingt notwendig sind.

Das Fehlen von Mineralstoffen in unserer Nahrung könnte sogar für das so weit verbreitete Siechtum im Alter verantwortlich sein: Das Entfernen von Mineralstoffen macht sich erst nach Jahren und Jahrzehnten bemerkbar.

- Eine Bemerkung zum Honig: Honig ist der intensivste Zucker, den es gibt. Er entfaltet seine Wirkungen hauptsächlich auf der Ebene der Blütensubstanzen. Deshalb kommt es auf eine behutsame Dosierung an. Die „Alten" wussten noch, dass er wie ein Heilmittel zu verwenden ist.

Hinweis

Je wichtiger eine Substanz für den Menschen ist, desto mehr kommt es auf ihre angemessene Dosierung an.

Hierzu noch ein weiteres Beispiel: Salz ist lebensnotwendig, aber auch gefährlich. Ohne Salz müssten wir sterben; zu viel Salz aber zerstört den Körper. Wir wissen, wie viel verstecktes Salz in unseren Nahrungsmitteln enthalten ist. Allzu eifriges Nachsalzen von Speisen belastet daher unsere Gesundheit.

Denaturierung

Bei der industriellen Verarbeitung von Getreide werden seit ungefähr 150 Jahren die Randschichten und der Keim abgetrennt, um dadurch eine für lange Zeit lagerfähige Mehlkonserve zu schaffen. Das ganze Getreidekorn stellt eine natürliche Konserve dar, kann lange Zeit gelagert werden und ist dabei zugleich ein lebendiger Organismus. Die Konservierung von Mehl ist insofern wichtig, weil der Konsument in der Regel nicht direkt beim Bauern einkauft. Durch die langen Transportwege und die Temperaturunterschiede während Transport und Lagerung ist die Gefahr von Schimmelpilz- und Schädlingsbefall groß. Deshalb erscheint die Konservierung notwendig.

In diesem Zusammenhang sollte unbedingt auch auf die schon ganz selbstverständliche Genmanipulation unserer Getreidesorten hingewiesen werden. Was das für die Gesundheit bedeutet, kann heute noch gar nicht richtig abgeschätzt werden.

Konservierung

Durch die Konservierung, vor allem durch Erhitzen, wird das Energiefeld der Nahrungsmittel zerstört. Dieses Energiefeld ist für den Organismus aber wichtig, denn energiearme Kost hat einen Verlust an Lebensenergie zur Folge, der dann einen Verlust an Mineralstoffen nach sich zieht.

Info

Energiereiche Nahrung unterstützt den Körper bei der Verdauung.

Fastfood

Fastfood ist „schnelles Essen“ für Menschen, die wenig Zeit haben, und gehört einer bestimmten Art der „Außerhausverpflegung“ an, die ohne traditionelle Esskultur auskommt.

Bereits in der Antike waren Vorläufer der Schnellrestaurants weit verbreitet. In größeren Städten gab es an jeder Ecke Läden, die warmes Essen anboten. Wo immer viele Menschen in Eile unterwegs waren, gab es für sie auf Bahnhöfen und Märkten, in Häfen und am Wege Garküchen, fliegende Händler, Wurststände, die Speis und Trank zum Mitnehmen verkauften. Der Begriff Fastfood entstand in den Vereinigten Staaten. Im Rahmen der in der zweiten Hälfte des 20. Jahrhunderts zunehmenden Amerikanisierung kam Fastfood auch nach Europa und ist heute in der ganzen Welt verbreitet.

Das Angebot von Fastfood-Restaurants ist auf wenige Produkte beschränkt und standardisiert. Der Kunde kann oft anhand von Abbildungen wählen. Waren es früher meist Tante-Emma-Läden, die der eiligen Laufkundschaft ein schnelles Essen anboten, sind es heute die großen multinationalen Konzerne, die damit ein einträgliches Geschäft machen. Die Produkte werden fabrikmäßig vorproduziert und konserviert und vor Ort nur noch blitzschnell für den Kunden aufbereitet.

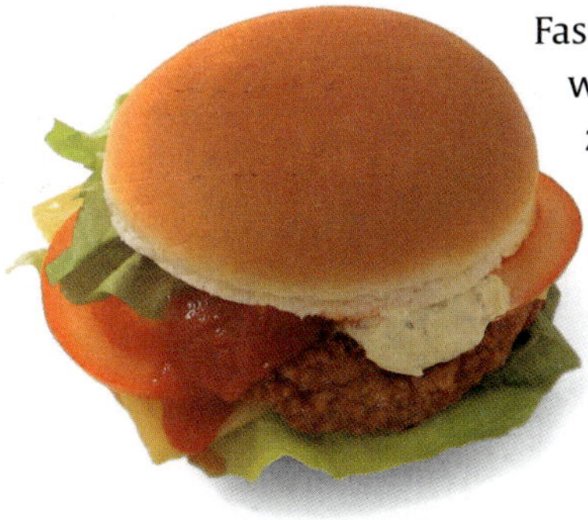

Fastfood-Essgewohnheiten setzen sich auch zu Hause fort: Die Mikrowelle ersetzt oftmals den

Küchenherd; statt in einer gemütlichen Runde ernährt sich die Familie individuell mit Fertigmenüs aus dem Gefrierschrank.

Der Gesundheit ist das allerdings nicht zuträglich, doch daran denkt der Fastfood-Konsument eher selten. Die Produkte sind meist zu fett, zu salzig oder zu süß. Die Liste der künstlichen Farbstoffe, Aromen, Geschmacksverstärker, Triebmittel, Konservierungsmittel und anderer Nahrungsmittelzusätze ist lang. Das Ziel dabei ist, die Sinne darüber hinwegzutäuschen, dass die Speisen oft nicht frisch zubereitet aus einer Küche, sondern als Massenware vom Fließband kommen.

Für den Körper schädliche Substanzen

Hydrierte Fette (Transfette) Transfette sind die „Undercover"-Fette in der Ernährung. In der Natur kommen sie nicht vor, denn sie sind eine Entwicklung der Nahrungsmittelindustrie. Diese künstlich gehärteten Fette stecken in vielen verarbeiteten Produkten wie Chips, Cracker, Pommes frites, Fertigsoßen, Tütensuppen, Gebäck, Kuchenmischungen, Schokoriegel oder panierter Hühnerbrust.

Transfette werden aus Pflanzenöl gewonnen, indem das Öl stundenlang auf etwa 200 Grad Celsius erhitzt und Wasserstoff mit einem Druck von bis zu 8 bar in die Fette hineingedrückt wird. Dabei entstehen Fettsäuren, die der Körper nicht verarbeiten kann.

Diese Fettsäuren verkleben die Blutplättchen und setzen sich in Zellwänden fest. Dadurch gelangen nicht mehr ausreichend Vitalstoffe in die Zelle. Das Insulin kann zudem nicht mehr genug Zucker aus dem Blut durch die starren Zellwände in die Zellen zum Verbrennen schleusen. Zu viel Zucker zirkuliert weiterhin im Blutkreislauf, und das endet langfristig in einer Diabetes-Erkrankung.

Transfette und tierische Fette sind echte Übeltäter: Sie lassen uns schneller altern, verkleben die Arterien und die roten Blutkörperchen, erhöhen das „schlechte" Cholesterin im Körper und senken das „gute". Sie machen schon Kinder dick und zuckerkrank. Transfette lagern sich sogar im Gehirn ab. Ob sie eine Rolle bei der Alzheimer-Krankheit spielen, wird noch diskutiert.

Info

Transfette verbergen sich in der Zutatenliste von Lebensmitteln hinter der Bezeichnung „Pflanzenfett, gehärtet oder teilweise gehärtet". Da Pflanzenfette in der Regel aber der Gesundheit zuträglich sind, wird der Verbraucher auf eine falsche Fährte gesetzt und das ist wirklich übel.

Freie Radikale Freie Radikale können Zellen verändern und damit deren Funktion einschränken. Ein Molekül wird zum freien Radikal, wenn ihm zum Beispiel durch Stoffwechselreaktionen oder Schadstoffeinfluss ein Elektron entrissen wird. Um einen stabilen Zustand zurückzugewinnen, sind freie Radikale in der Lage, einzelne Elektronen von anderen Substanzen abzuspalten. Da aber der anderen Substanz jetzt ein Elektron fehlt, versucht diese wiederum, ein Elektron zu rauben. So kommt eine Kettenreaktion in Gang. Diese wird erst unterbrochen, wenn sich zwei freie Radikale miteinander verbinden oder durch Antioxidantien die Reaktion unterbrochen wird.

Freie Radikale entstehen im Körper auch während der natürlichen Stoffwechselprozesse. Sie bilden sich aber verstärkt durch:

- Zigarettenrauch (auch passives Rauchen)
- Umweltgifte (z.B. ionisierte Strahlung: Fernseher, Computer, Mobiltelefon, UV-Strahlung, Smog, Ozon)
- Alkohol
- sportliche Belastungen

Info

Freie Radikale können Körpersubstanzen, Zellmembranen als deren äußere Schutzhülle und das Erbgut im Zellkern schädigen.

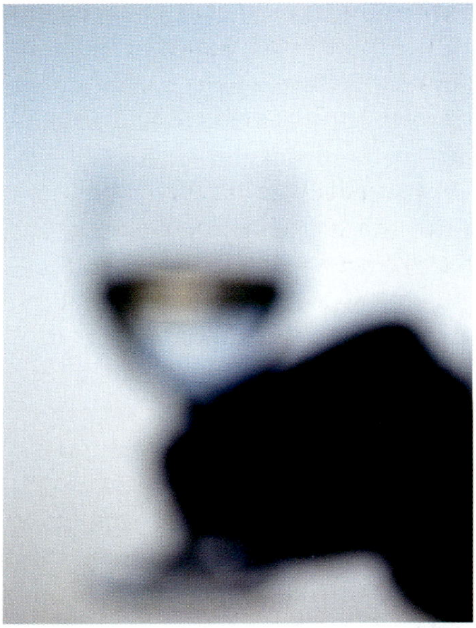

▲ Alkohol trägt zur Entstehung der gefürchteten freien Radikalen bei.

- bestimmte Nahrungsbestandteile, beispielsweise Geräuchertes oder Gegrilltes. Bei zu starkem Erhitzen entstehen aus hochwertigen Fetten (essenzielle, ungesättigte Fettsäuren) freie Radikale.

Xenobiotika Alle Stoffe, die von außen in den Körper gelangen und ihm fremd sind, werden als Xenobiotika bezeichnet. Diese Stoffe lassen nicht nur häufig freie Radikale entstehen, sondern lagern sich auch im Körper in Deponien ab. Sie sind auch verantwortlich für Allergien und Hautausschläge, die entstehen, wenn die Deponien überfordert sind und der Organismus überreagiert.

Durch die weit verbreitete und seit Jahrzehnten bestehende Belastung mit schädigenden Stoffen können verschiedene Faktoren benannt werden, die letztlich negative Konsequenzen für die Gesundheit haben:

- Die Schadstoffe dringen bereits bis in die Strukturen der Erbmasse und verursachen dort Schädigungen des Körpers.
- Jene Schadstoffe, die von der Mutter während der Schwangerschaft aufgenommen werden, haben Auswirkungen auf das heranwachsende Kind. Eines der bekanntesten Beispiele ist das Rauchen.
- Die Schadstoffe wirken kumulativ, das heißt, sie sammeln sich im Laufe des Lebens an und können fast nicht abgebaut werden.
- Die Wirkungszusammenhänge sind noch nicht einmal von der Wissenschaft geklärt und daher für den Laien sehr schwer nachzuvollziehen.
- Die Belastungen treffen die gesamte Bevölkerung, ohne dass man sich dagegen wehren könnte.

Info

Für die Abnahme der Mineralstoffspeicher im Körper sind auf der einen Seite die problematische Ernährung und auf der anderen die vielen belastenden Stoffe verantwortlich.

- Die Schäden treten schleichend ein, sodass es meist nur sehr schwer möglich ist, direkte Zusammenhänge herzustellen.
- Meist dauert es auch lange, bis nach einer Fülle von Erkrankungen in der Wirtschaft ein Umdenken beginnt. Dann werden auch die belastenden Stoffe aus der Produktion entfernt. Ein Beispiel hierfür war das Verbot von Formaldehyd, das besonders häufig für die Produktion von Spanplatten und Holzschutzmitteln verwendet wurde und Vergiftungen hervorrief.
- Die Ursachen einer Schädigung können Jahre oder Jahrzehnte zurückliegen, so dass eine Ursachenbehandlung schwer möglich ist. Wichtig ist dann eine unspezifische Entlastung des Körpers, damit er sich regenerieren kann.

Übersäuerung

Für einen gesunden Menschen mit einem intakten Säurestoffwechsel sind stark säurehaltige Nahrungsmittel kein Problem, allerdings nur bis zu einer bestimmten Grenze, die individuell sehr verschieden ist. Die Säuren aus der Nahrung werden umgewandelt, metabolisiert, das heißt verstoffwechselt, so dass basische Prozesse in Gang gesetzt werden können.

Ist ein Organismus mit Säure überlastet, kann er die Metabolisierung der Säuren nicht mehr richtig in Gang setzen. Men-

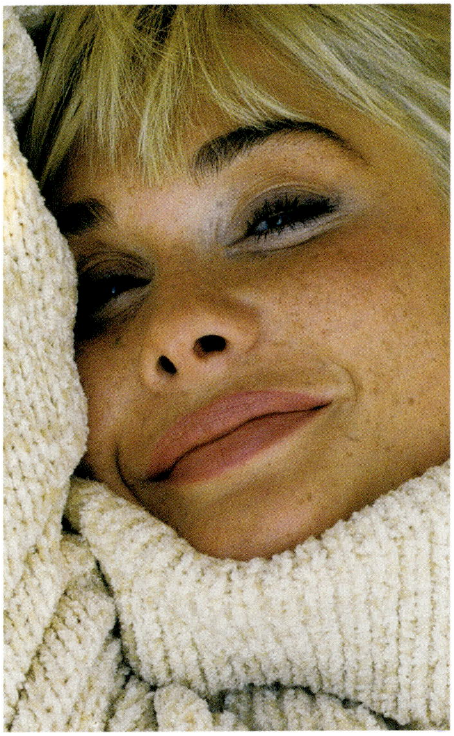

▲ Nur wenn unser Säure-Basen-Haushalt im Gleichgewicht ist, fühlen wir uns wohl.

schen mit einem gestörten Säurehaushalt kommen daher an die basischen Bestandteile der Nahrung nicht mehr heran. In der Folge nimmt die Übersäuerung des Körpers zu. Als Reaktion versucht der Körper nun, diese Säuren zu neutralisieren. Treten im Urin basische Werte auf, dann nur deshalb, weil der Organismus Mineralstoffe aus dem Mikrobereich für die Neutralisierung der Säuren opfern musste. Die Mineralstoffe werden ausgeschieden, und ein Mangel entsteht.

Für Menschen mit einer Übersäuerung sind folgende Nahrungsmittel ungeeignet:

- unreife Beerenfrüchte (z.B. Stachelbeeren, Johannisbeeren, Himbeeren)
- Zitrusfrüchte (z.B. Zitronen, Mandarinen, Grapefruit, Orangen)
- saure Apfelsorten
- Kirschen
- Zwetschgen
- Aprikosen
- Rhabarber
- süße Früchte im Übermaß (der Zucker verwandelt sich sofort in Säure)
- saures Gemüse
- Tomaten
- Kräuter (z.B. Sauerampfer und Kresse)
- Fruchtsäfte, besonders Zitronensaft
- Essig
- Honig
- industriell hergestellte, gesüßte Getränke (z.B. Limonade, Cola)

Hinweis

Der Genuss von Zitrusfrüchten ist im Winter besonders problematisch, weil der Organismus in dieser Zeit Säuren schwer abbauen kann.

Aufgrund der vorhergehenden Überlegungen wird klar, weshalb eine Essig- Honig- oder Apfelkur einem säurebelasteten Menschen mehr schadet als gut tut. Er fügt seinem ohnehin belasteten Körper weitere Säuren zu.

Qualität der zubereiteten Nahrung

Der bedeutende Ernährungswissenschaftler Werner Kollath unterscheidet nicht nur zwischen Lebensmitteln und Nahrungsmitteln (siehe Seite 12), sondern er unterteilt diese Gruppen weiter in „natürlich belassen", „mechanisch verändert" und „fermentativ verändert" für Lebensmittel sowie „erhitzt", „konserviert" und „präpariert" für Nahrungsmittel.

Info

Am wertvollsten sind die naturbelassenen pflanzlichen Produkte, unbehandelte Getreidekörner und Nüsse, frisches Gemüse und rohes Obst. Von den Getränken ist das Quellwasser zu bevorzugen.

In den mechanisch veränderten Lebensmitteln, etwa in den durch kalte Pressung gewonnenen Ölen, frisch gepressten Obst- und Gemüsesäften und durch mechanische Eingriffe aus Milch gewonnenen Produkten wie Rahm, Magermilch, Buttermilch, Butter, Quark und Molke, sind bestimmte Stoffe nicht mehr vorhanden. Kollath nannte sie Auxone, heute sind sie als Vitalstoffe und vor allem als B-Vitamine identifiziert.

Lebensmittel können durch Eigenfermente, Hefe oder Bakterien fermentativ verändert werden. Dadurch entsteht hauptsächlich ein Verlust an Vitaminen. Diesem Verlust stehen allerdings durch die Fermentation gewonnene geschmackliche Verbesserungen gegenüber wie beispielsweise durch die Milchsäure im Sauerkraut.

Beim Erhitzen von Nahrungsmitteln wird ihr Energiefeld zerstört, aber auch Vitamine und Vitalstoffe, jene zellschützenden Antioxidantien, die zum Abbau der freien Radikale unerlässlich sind, werden entfernt. Bei der chemischen Konservierung kommt es zusätzlich zu einer Belastung des Körpers durch die Konservierungsstoffe.

Bei der Tiefkühlung gehen noch am wenigsten wertvolle Stoffe verloren! Gekochte Samen sind nicht mehr keimfähig, tiefgekühlte aber sehr wohl. Das zeigt uns die Natur: Samen, die im Winter dem Frost ausgesetzt sind und im Frühjahr trotzdem Pflanzen hervorbringen. So ist das Tiefkühlen letztlich nur das Nachbilden eines natürlichen Vorganges.

Alles, was durch Bearbeitung verändert wird, stellt letztlich für den menschlichen Körper eine Belastung dar – wie

Info

Brot aus Auszugsmehlen stellt eine Konserve dar!

etwa hydrierte Fette, aber auch Fabrikzucker, Auszugsmehl, unser rieselfreudiges Salz, Aromastoffe, isolierte Vitamine oder Milchkonserven.

Alles das, was in diesem Kapitel aufgeführt wurde, angefangen von den mineralstoffarmen Böden über die Verarbeitung von Nahrungsmitteln bis zum Zusatz von für den Körper schädlichen Stoffen, führt zu einer Belastung des Stoffwechsels und zu latenten Mangelzuständen im Bereich der Mineralstoffe, aber auch der Vitamine und anderer essenzieller Vitalstoffe. Die Folgen zeigen sich oft erst Jahre oder Jahrzehnte später in Form von Zivilisationskrankheiten und chronischen Erkrankungen.

Die Zubereitung der Nahrung spielt eine große Rolle. Aber auch bei einer bewussten Ernährung können, besonders in belastenden Situationen, Mineralstoffmängel auftreten, die durch andere Methoden, beispielsweise die Einnahme von Mineralstoffen nach Dr. Schüßler, ausgeglichen werden sollten.

▼ Das Erhitzen von Nahrungsmitteln zerstört ihr Energiefeld. Winterliche Kälte dagegen nicht – im Frühjahr keimt und grünt die Natur immer wieder.

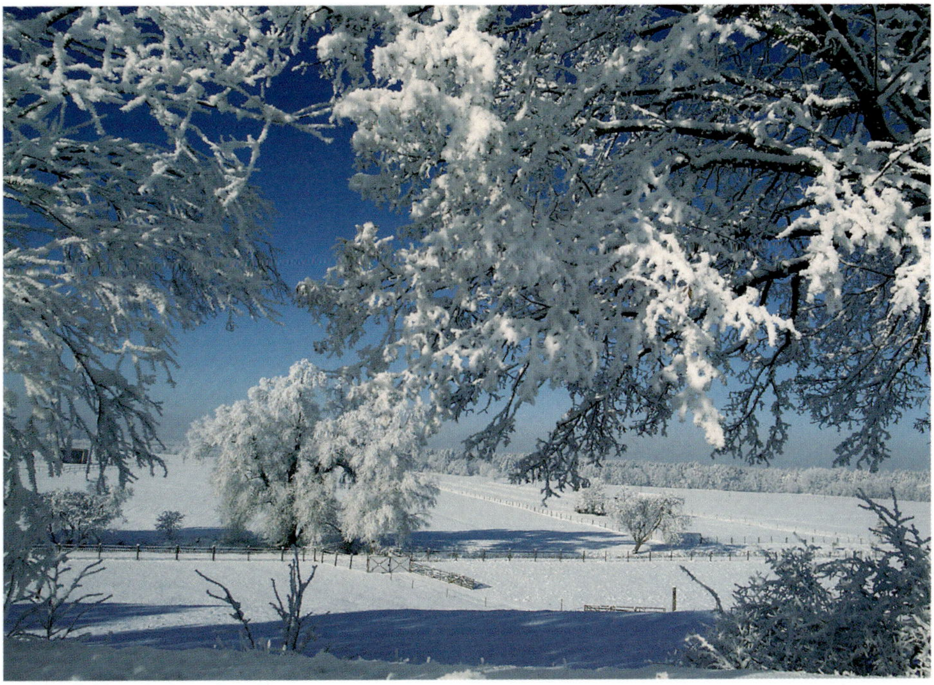

	Sehr empfehlenswert	Nicht empfehlenswert
Getreide und Kartoffeln	Vollkornprodukte u. -gebäck aus raffinierten Getreidesorten (nicht zu verwechseln mit dunklen Brotsorten aus raffiniertem Roggenmehl und mit „Pseudo-Vollkornprodukten", die Zusätze von Leinsamen oder Ähnlichem enthalten), Frischkornmüsli aus unerhitztem Vollkorn (mit frischem Obst und frischen Milchprodukten angerührt), Vollkornnudeln, Vollkornflocken, Vollkorn-Feinbackwaren, ungeschälter Reis, gekochte Kartoffeln (möglichst Pellkartoffeln mit Schale).	Weißbrot, Mischbrot, Toastbrot, geschälter Reis sowie andere Produkte aus Auszugsmehlen (z.B. Nudeln, Feingebäck, Corn Flakes usw.)
Gemüse und Hülsenfrüchte	Blumenkohl, grüne Bohnen, Brokkoli, Erbsen, Karotten, Linsen, grüne Paprikaschoten, Rote Bete, Spinat, Weißkohl, Wurzelgemüse aller Art. Ähnlich wie bei Obst ist es empfehlenswert, täglich mindestens ¼ Liter frisch gepressten Gemüsesaft zu trinken (keine Nährstoffverluste)! Durch Dünsten und/oder Dämpfen im Schnellkochtopf sind geringere Vitaminverluste zu erwarten als durch Kochen. Zudem gehen durch das Kochwasser wichtige Mineralstoffe und Spurenelemente verloren.	Gemüsekonserven, Tiefkühlgerichte
Obst	Alle heimischen Obstsorten (z.B. Äpfel, Aprikosen, Birnen, Erdbeeren, schwarze Johannisbeeren, Kirschen, Pflaumen), exotische Früchte (z.B. Bananen, Grapefruit, Orangen, Zitronen), Trockenfrüchte aller Art. Besonders empfehlenswert ist, täglich mindestens ¼ Liter frisch gepressten Obstsaft aus einigen der genannten Sorten zu trinken.	Fertigobstsäfte, auch vitaminisiert, sind kein Ersatz für frisches Obst!
Getränke	Reines Quellwasser, Gemüse-, Pflanzen- und Fruchtsäfte, hydrogencarbonathaltige Mineralwässer, Kräutertees.	Cola-Getränke, Limonaden, Alkohol, Kaffee und schwarzer Tee sollten, wenn überhaupt, mäßig genossen werden.

	Sehr empfehlenswert	Nicht empfehlenswert
Milch und Milchprodukte	Mäßig, aber regelmäßig Milch und Milchprodukte, bevorzugt Joghurt, mit Acidophilus-Bakterien angereicherte Milch, Kefir, Käse, Buttermilch, Sauermilch.	H-Milch und Schmelzkäse, Produkte mit Milchpulver (Instantprodukte).
Fleisch, Fisch und Eier	2 x wöchentlich Fleisch, 1 x wöchentlich Fisch, ein Ei aus Freilandhaltung täglich.	Wurst- und Fleischkonserven sowie Innereien.
Nüsse, Fette und Öle	Butter, kaltgepresste Speiseöle, Butterschmalz (zum Backen und Braten), Nüsse, Fischöl (enthält viele Omega-6-Fettsäuren), Nachtkerzenöl, Sesamsamenöl, Ölsamen (z.B. Sesamsamen, Sonnenblumenkerne), Avocados. Raffinierte Öle sollten, wenn überhaupt, nur zum Braten und Backen verwendet werden.	Margarine, gehärtete Fette (z.B. Kokosfett, Palmkernfett).
Gewürze	Meersalz, frische Kräuter aller Art, Pfeffer.	Übermäßiges Würzen, künstliche Aromastoffe, Geschmacksverstärker.
Süßungsmittel	Frisches, süßes Obst, Honig, Ahornsirup und Trockenobst in Maßen.	Isolierte Zucker (Haushaltszucker, Traubenzucker, Fruchtzucker, brauner Zucker), Süßstoffe.

(nach: Ernährungsratgeber, Institut für Nährstofftherapie, Lungau)

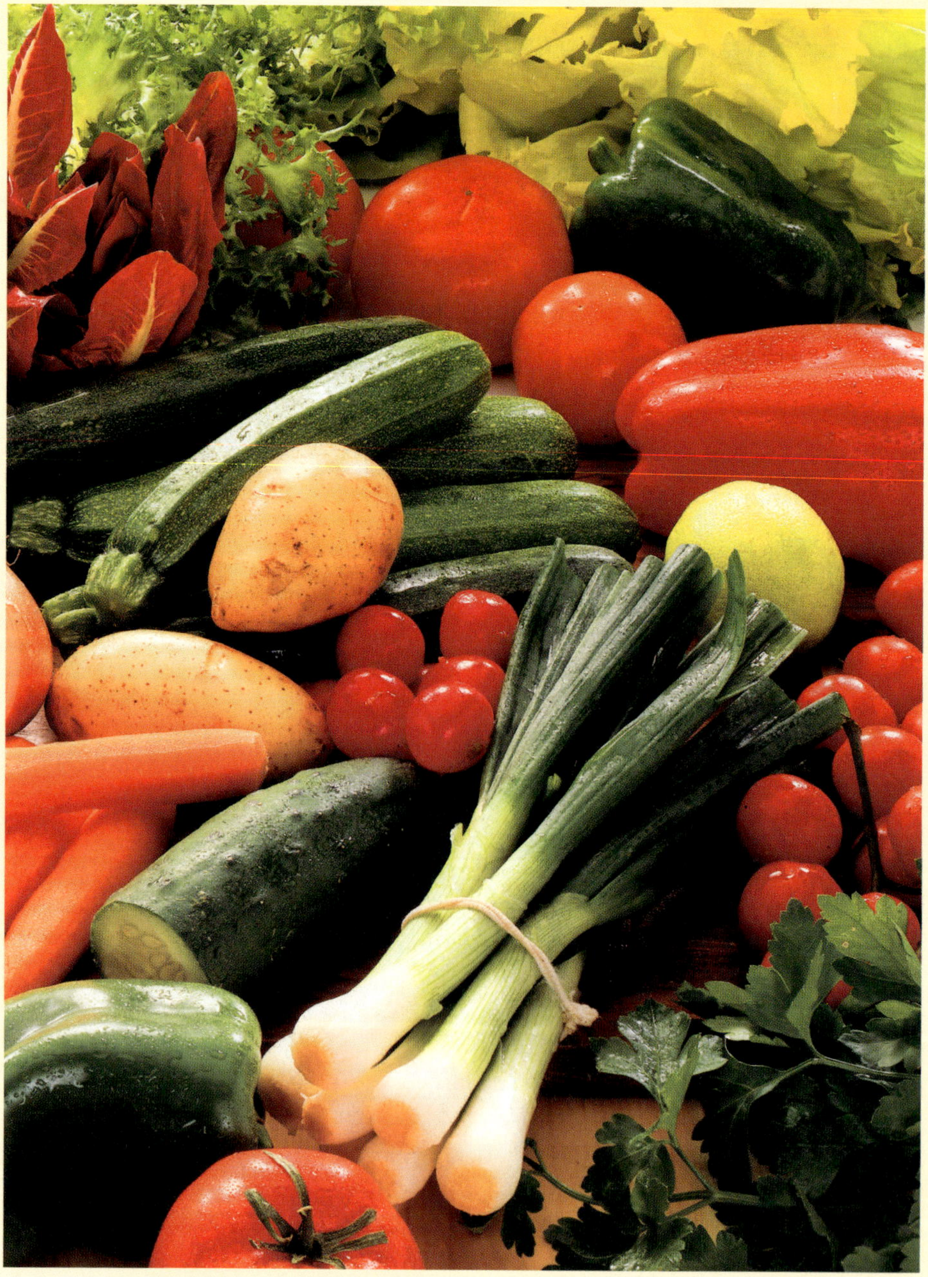

Vitamin	Gehalt	Lebensmittel
Vitamin A (Retinol)	8–40 mg	Leber, grobe Leberwurst.
	0,2–1 mg	Aal, Butter, Butterschmalz, Camembert, Edamer Käse, Eier, Emmentaler Käse, Goudakäse, Hammelniere, Kalbsnieren, Kaviar, Limburger Käse, Margarine, Münsterkäse, Parmesan, Rinderniere, Roquefortkäse, Schlagsahne, Thunfisch, Vollmilchpulver.
Beta-Carotin (Provitamin A)	4–9 mg	Fenchel, Grünkohl, Hagebutten, Honigmelonen, Karotten, Petersilie, Spinat, Süßkartoffeln, Tomatenketchup.
	1–4 mg	Aprikosen, Bohnen, Chicorée, Eierpilze, Endivie, Feldsalat, Kaki, Karottensaft, Kopfsalat, Lauch, Mango, Mangold, Sanddornbeeren, Sojaöl.
	0,5–1 mg	Brokkoli, Dosentomaten, Kürbis, Mais, Margarine, getrocknete Pfirsiche, Spargel, Tomatensaft.
Vitamin B_1	1–2 mg	Bäckerhefe, Paranüsse, Roggenkeime, Sonnenblumenkerne, Sonnenblumenkernmehl, Weizenkeime.
	0,3–1 mg	Amarant, Buchweizenvollkornmehl, Dinkelvollkornmehl, Erbsen, Erdnüsse, Gerstenvollkornmehl, Haferflocken, Haselnüsse, Innereien, Linsen, Mais, Pistazien, ungeschälter Reis, Schweinefleisch, Weizenvollkornmehl.
Vitamin B_2	1–4 mg	Getrocknete Bierhefe, Leber, Magermilchpulver, Molkenpulver, Nieren.
	0,3–1 mg	Geräucherter Aal, Bündnerfleisch, Champignons, Käse, Kakaopulver, Leberwurst, Marzipan, Quark, Sojabohnen, Steinpilze, schwarzer Tee, Weizenkeime.
Vitamin B_6	1–4 mg	Getrocknete Bierhefe, Hummer, Sojabohnen.
	0,3–1 mg	Avocado, Edelkastanien, Erdnüsse, Gerstenvollkornmehl, Hafervollkornmehl, Haselnüsse, Heilbutt, Hering, Hirse, Huhn, Kalbfleisch, Kartoffeln, Lachs, Leber, Linsen, Makrelen, Molkenpulver, Rosenkohl, Sardinen, Sojamehl vollfett, Thunfisch, Walnüsse, Weizenkeime, Weizenvollkornmehl.

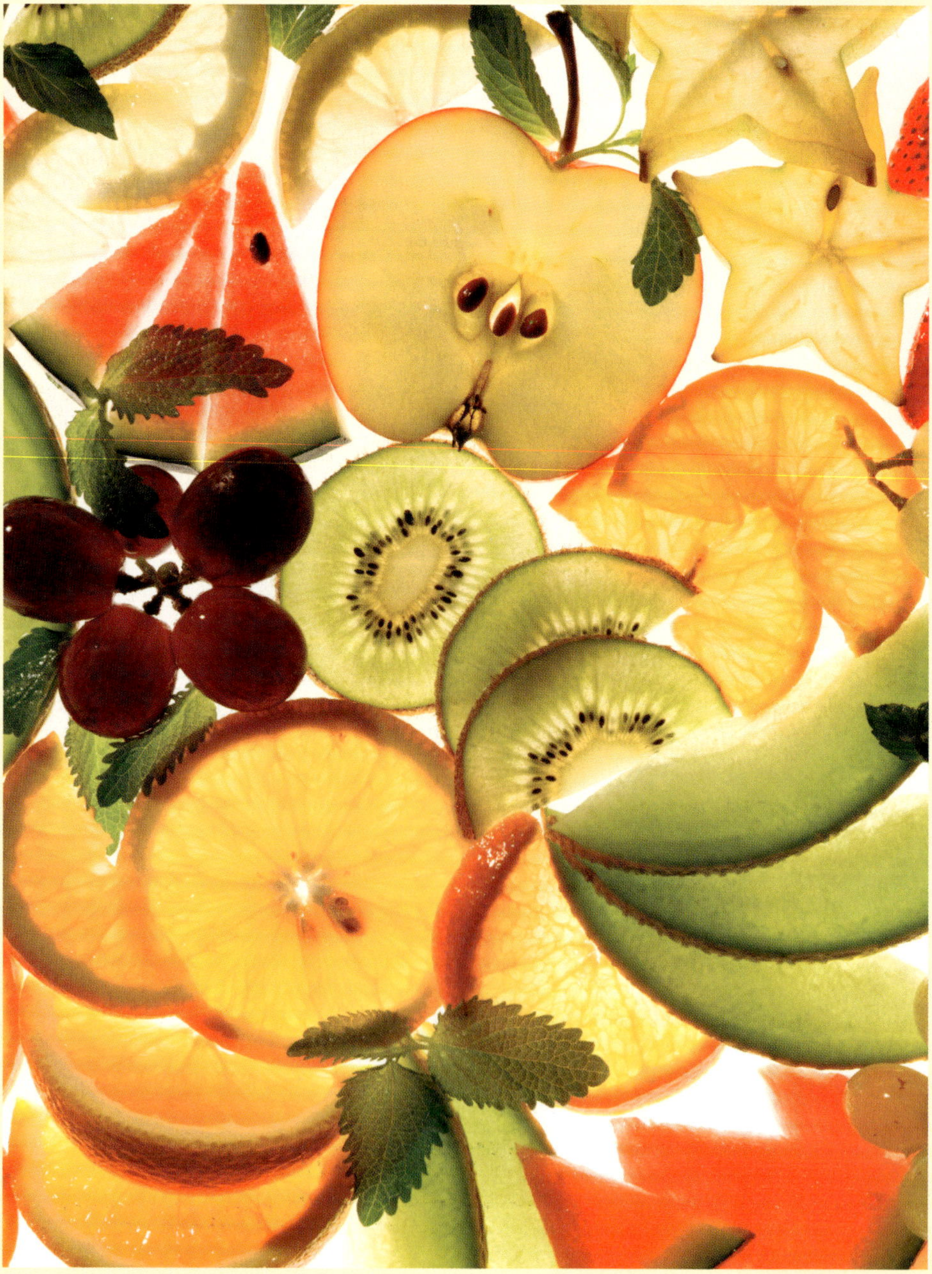

Vitamin	Gehalt	Lebensmittel
Vitamin B_{12}	25–150 mcg	Leber, Nieren
	2–18 mcg	Austern, Bückling, Eier, Goldbarsch, Hammelfleisch, Hering, Hirn, Käse, Kalbfleisch, Kalbs- und Rinderherzen, Kalbszunge, Lachs, Leberpastete, Makrelen, Miesmuscheln, Milz, Rindfleisch, Scampi, Seelachs, Thunfisch
Vitamin C	1–2 g	Acerolakirsche, Hagebuttenfrüchte
	100–500 mg	Brokkoli, Grünkohl, schwarze Johannisbeeren, Paprika, Petersilie, Rosenkohl, Sanddornbeeren
	50–100 mg	Blumenkohl, Erdbeeren, Kalbsbries, Kiwi, Kohlrabi, Papaya, Rotkohl, Spinat, Zitronen, Zitronensaft
Vitamin D	10–90 mcg	Bückling, Heilbutt, Hering, Lachs, Räucheraal, Sardinen, Sprotten
	1–10 mcg	Austern, Butter, Champignons, Eierspilze, Eigelb, Emmentaler Käse, Goudakäse, Heilbutt, Hühnerleber, echter Kaviar, Makrelen, Morcheln, Rinderleber, Schlagsahne, fetter Schmelzkäse, Steinpilze, Thunfisch
Vitamin E	10–170 mg	Baumwollsamenöl, Distelöl, Erdnüsse, Erdnussöl, Haselnüsse, Maiskeimöl, süße Mandeln, Olivenöl, Rapsöl, Sojaöl, Sonnenblumenöl, Traubenkernöl, Weizenkeime, Weizenkeimöl
	2–10 mg	Brasse, Butter, Butterschmalz, Eigelb, Lachs, Leinöl, Palmöl, Paranüsse, Pekannüsse, Pistazien, Sanddornbeeren, Sesamsamenöl, Spargel, Tintenfisch, Walnüsse, Walnussöl, Weizenkleie, Weizenvollkornmehl, Wirsing
Biotin (Vitamin H)	100–130 mcg	getrocknete Bierhefe, Leber.
	10–80 mcg	Avocados, Austern, Champignons, Eier, Erbsen, Erdnüsse, Haferflocken, Hafervollkornmehl, Kakaopulver, Molkenpulver, Nieren, ungeschälter Reis, Sojabohnen.

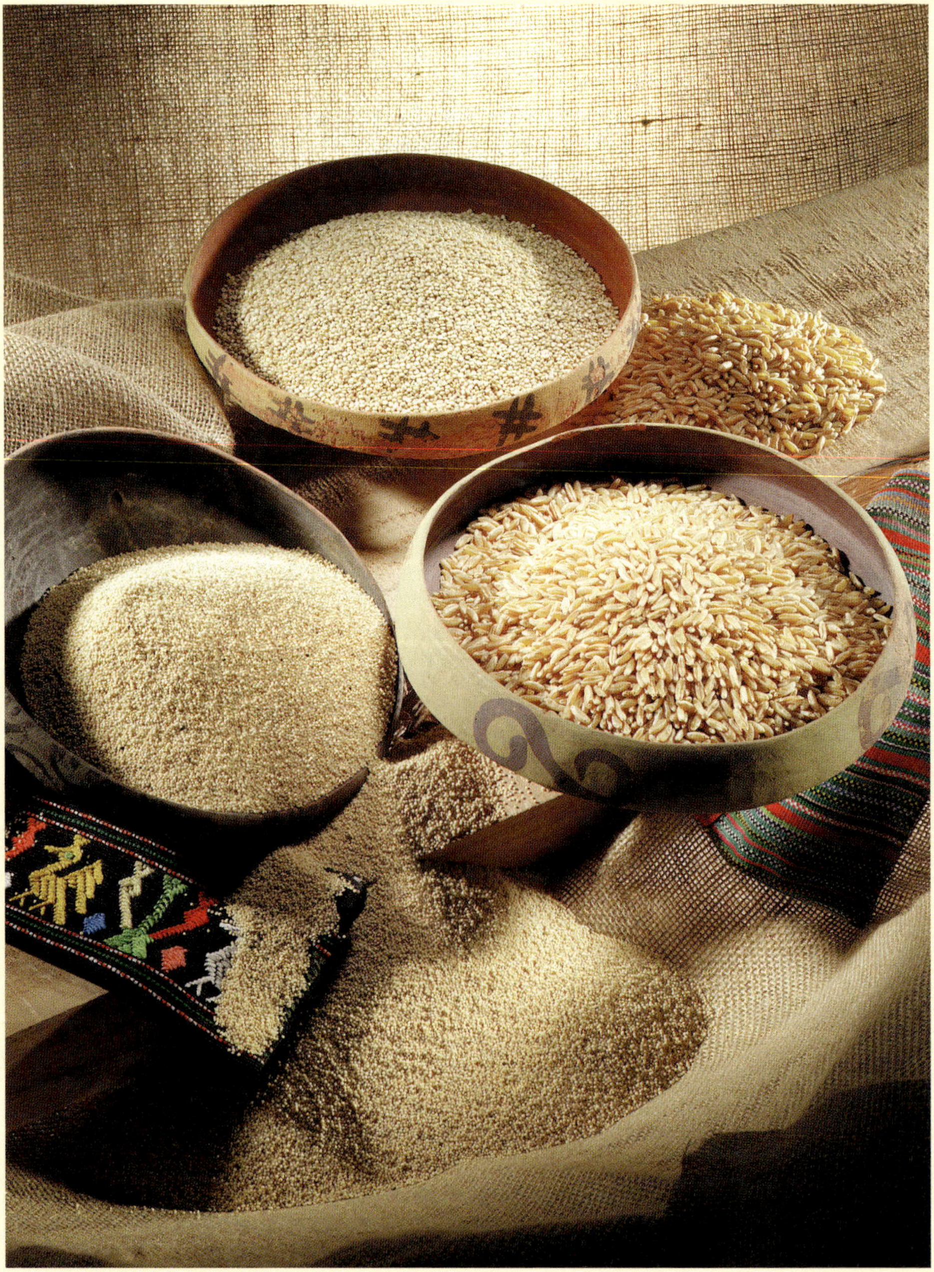

Vitamin	Gehalt	Lebensmittel
Vitamin K (Phytomenadion)	100–800 mcg	Blumenkohl, Brokkoli, Fenchel, Grünkohl, Kichererbsen, Kopfsalat, Linsen, Mungobohnen, Petersilie, Portulak, Rosenkohl, Sojamehl vollfett, Spinat, Traubenkernöl, Weizenkeime.
	20–100 mcg	Butter, Cashewnüsse, Eier, Erbsen, Haferflocken, Hafervollkornmehl, Hagebutten, Honig, Kalbsleber, Kiwi, Mais, Maiskeimöl, Pistazien, Oliven, Quark, Rinderleber, Rotkohl, Sauerkraut, Schweineleber, Spargel, Weißkraut, Weizenkeimöl, Weizenkleie.
Folsäure	1–3 mg	getrocknete Bierhefe
	100–700 mcg	Blumenkohl, Bohnen, Brokkoli, Eier, Erbsen, Erdnüsse, Grünkohl, Kichererbsen, Lauch, Leber, Linsen, Rapunzel-Salat, Roggenvollkornmehl, Rosenkohl, Sojamehl vollfett, Sojasprossen, Spargel, Spinat, Weizenkeime
Nicotinamid (Niazin, Nikotinsäure)	10–40 mg	getrocknete Bierhefe, Leber, Makrelen, Sardellen, Sonnenblumenkernmehl, Thunfisch, Truthahn
	4–10 mg	Bündnerfleisch, Champignons, Eierpilze, Gerstenvollkornmehl, Hammelfleisch, Huhn, Innereien, Kalbfleisch, Lachs, Makrelen, Nieren, ungeschälter Reis, Sardinen, Scholle, Steinpilze, Truthahn, Weizenkeime, Weizenvollkornmehl
Pantothensäure	3–11 mg	Eigelb, Leber, Nieren, Milchpulver, Molkenpulver, Nieren, Ostseehering, Trockenhefe
	1–3 mg	Buchweizenvollkornmehl, Brokkoli, Cashewnüsse, Erbsen, Forelle, Haferflocken, Haselnüsse, Käse, Kakaopulver, Leberpastete, Linsen, ungeschälter Reis, Rinder- und Kalbslunge, Sojabohnen, Truthahn, Wassermelonen, Weizenkeime, Weizenvollkornmehl

Vitamingehalt pro 100 g frischer Lebensmittel (nach: Souci – Fachmann – Kraut, Nährwerttabellen, Stuttgart: medpharm GmbH Scientific Publishers, 2000)

mg = Milligramm (Tausendstel Gramm)
mcg = Microgramm (Millionstel Gramm)

Nahrungsmittel und ihre biologische Funktion

Eine gesunde Ernährung sorgt für einen gesunden Organismus. Dabei sind bestimmte Nahrungsmittelgruppen jeweils für bestimmte Aufgaben zuständig.

Obst: Zellschutz, Vitaminspareffekt, bakterizid (Bakterien abtötend), viruzid (Viren abtötend), Schadstoffbindung im Darm.

Gemüse: Entgiftung, Zellschutz, Entsäuerung, bakterizid, viruzid, entzündungshemmend, Eisenbindung, Schadstoffbindung im Darm, Osteoporoseschutz.

Kartoffeln (nicht als Pommes frites): Entgiftung, Zellaufbau, Enzymsynthese, Osteoporose-Schutz.

Pflanzensäfte (frische und unfiltrierte Obst- und Gemüsesäfte): Zellschutz, Enzymregeneration, Zellschutz für die Darmschleimhaut, Versorgung des Körpers mit Flüssigkeit.

Milch und Milchprodukte: Zellaufbau, Darmentgiftung, körpereigene Vitaminsynthese, Zellschutz für die Darmschleimhaut.

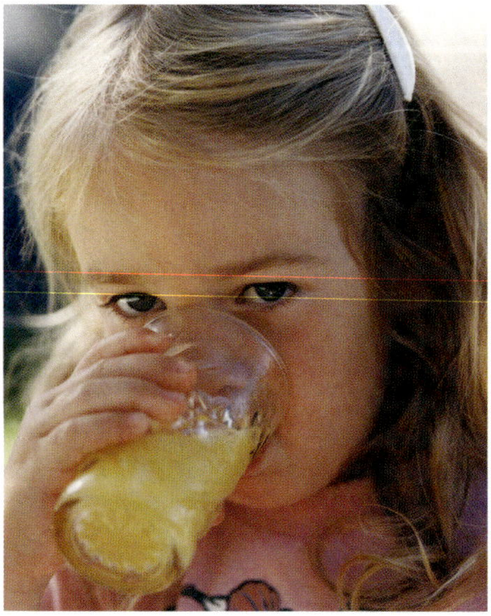

Fleisch, Fisch, Eier: Zellaufbau, Elastizität der Zellmembranen, Blutbildung, Enzymsynthese, Nervenstärkung.

Kalt gepresste Pflanzenöle, Nüsse, Ölsamen, Butter: Elastizität der Zellmembranen, Stabilisierung der Zellmembranen, Zelldifferenzierung, Aufbau von Myelin (Teil der Markscheide der Nervenfasern), Hautregeneration.

Vollkorn-Getreideprodukte: Zellenergie, Zellneubildung, Enzymbildung.

Optimale Aufteilung der Nahrung

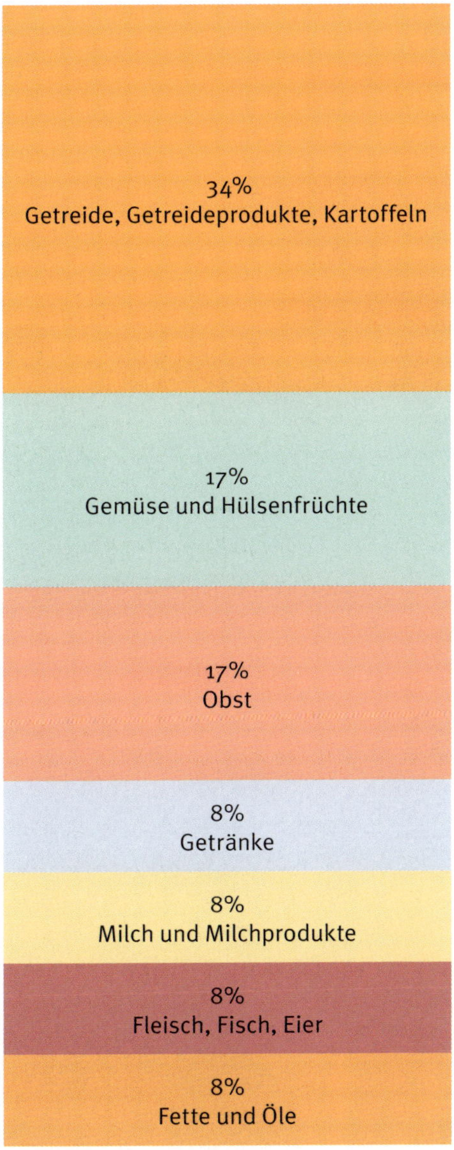

Mineralstoffe

Mineralstoffe sollten am besten über eine vollwertige pflanzliche Ernährung zugeführt werden. Hoch dosierte Mineralstoffpräparate verschieben unter Umständen das relative Gleichgewicht der Mineralstoffe innerhalb und außerhalb der Zellen. Dies kann zu gravierenden Problemen führen, denn die einseitige Zufuhr bestimmter Mineralstoffe kann Verschiebungen im Verhältnis anderer Mineralstoffe oder Spurenelemente bedingen. So beeinflussen beispielsweise hohe Kalziumgaben wie auch eine zu hohe Dosierung von Eisen die Zinkbalance, eine zu hohe Zinkgabe wiederum den Kupferhaushalt usw. Darauf ist besonders bei Kindern zu achten.

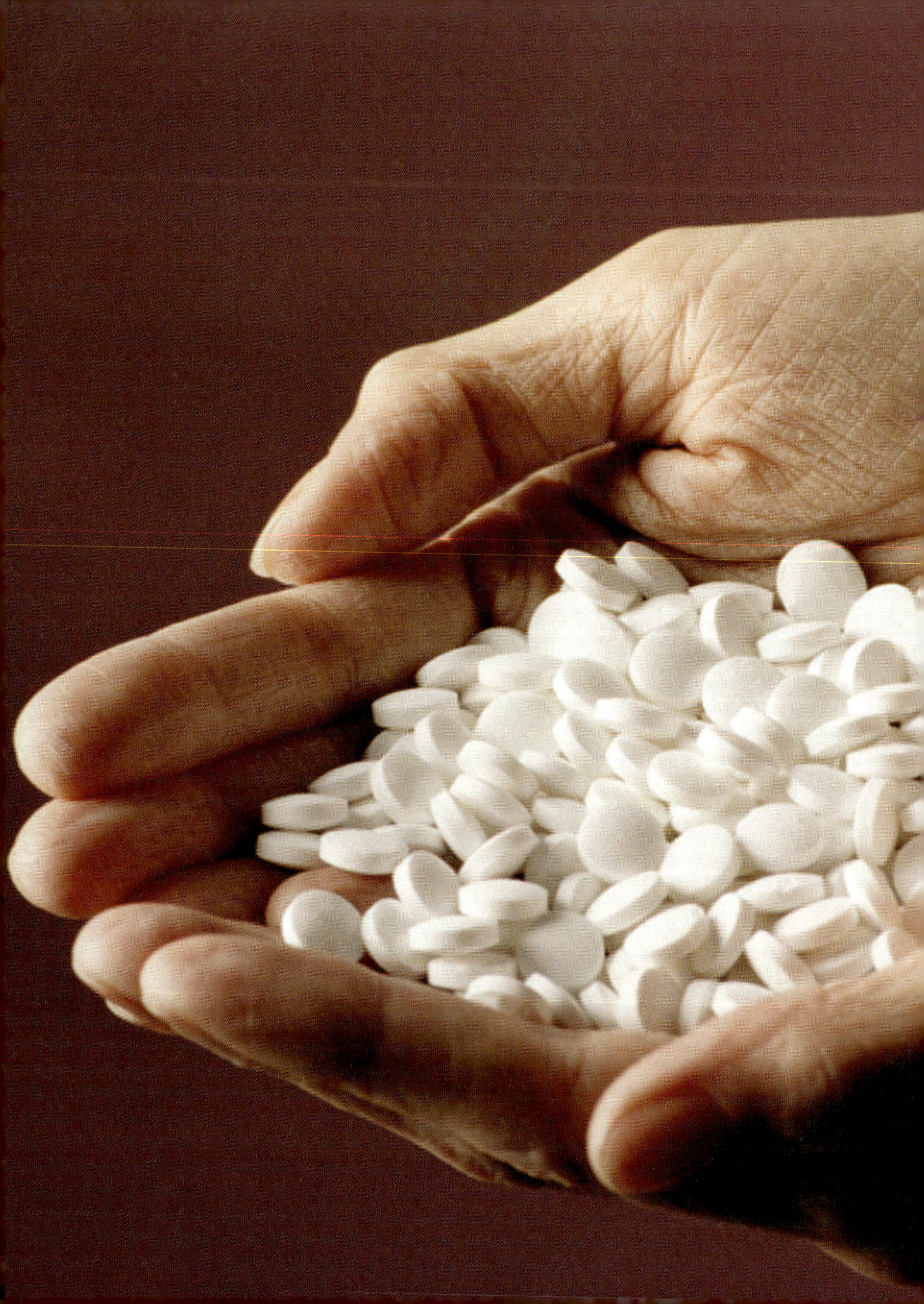

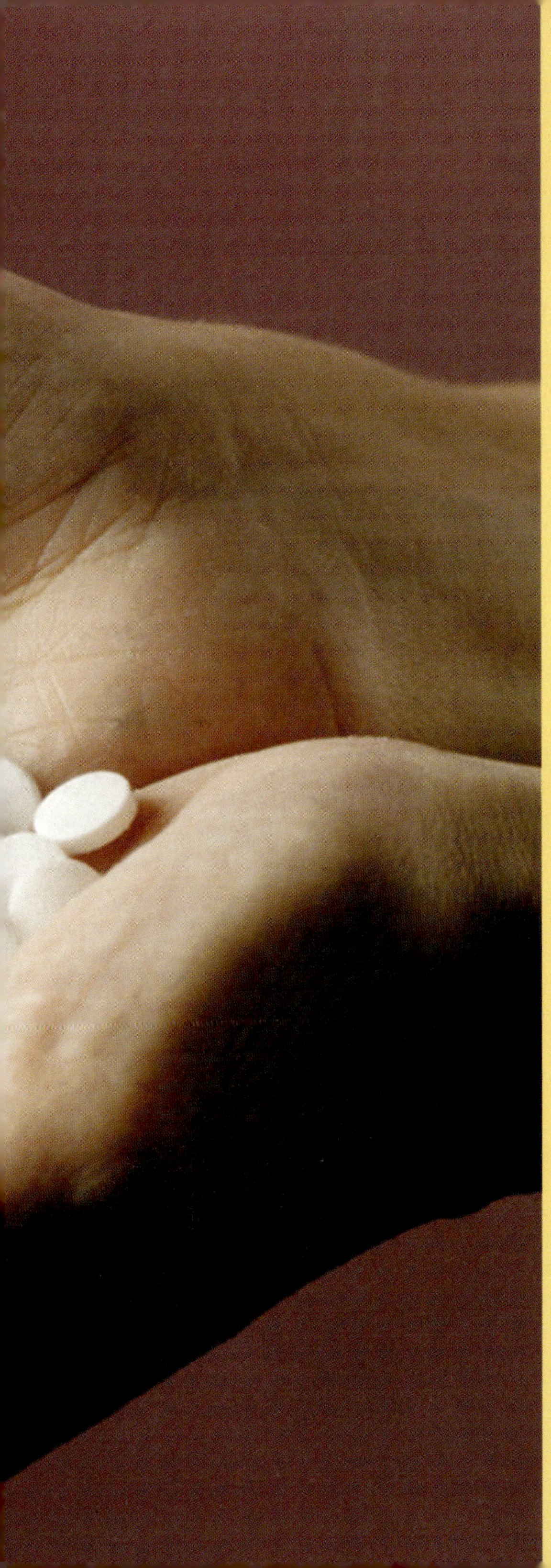

Biochemie nach Dr. Schüßler

Die Biochemie nach Dr. Schüßler bietet alle für Gesundheit und Wohlbefinden notwendigen Mineralstoffe. Hier erfahren Sie alles – von den Grundlagen über die richtige Einnahme bis hin zu Folgen, wenn es an diesen Mineralstoffen fehlt.

Spezielle Mineralstoffe für Ihre Gesundheit

Dr. Wilhelm Heinrich Schüßler

Dr. Wilhelm Heinrich Schüßler, 1821 in Bad Zwischenahn bei Oldenburg geboren und in seiner Heimat heute noch liebevoll „der alte Schüßler" genannt, war homöopathischer Arzt. Durch seine Beobachtungen an kranken Menschen, seine Erfahrungen in der Homöopathie und die zu seiner Zeit hochaktuelle Erforschung der menschlichen Zelle war es ihm möglich, jene zwölf Mineralstoffverbindungen zu finden, die für die ungestörte Funktion des Organismus unverzichtbar sind. Diese Mineralstoffe sind die wesentlichen Nährstoffe, die es den einzelnen Zellen ermöglichen, ihre Aufgaben im Zellverband optimal zu erfüllen.

> *Info*
>
> Die Schüßler-Mineralstoffe werden schon seit mehr als 100 Jahren zur Gesundheitsvorsorge und Krankheitsvorbeugung eingesetzt. Sie sind einfach und unkompliziert zu handhaben.

Zusätzlich steuern sie durch ein ihnen eigenes Schwingungsfeld auch den Mineralstoffhaushalt außerhalb der Zellen. So haben beispielsweise alle Herzzellen die gleiche Schwingung und erzeugen insgesamt das Energie- oder Schwingungsfeld des Herzens. Dieses Schwingungsfeld kann beispielsweise über die Akupunktur festgestellt werden. Alle Organe und Körperteile zusammen ergeben ein körpereigenes Schwingungsfeld.

Mineralstoffe als Betriebs- und Baustoffe

Dr. Schüßler unterschied zwei Bereiche der Mineralstoffe: auf der einen Seite die Betriebsstoffe, auch Funktionsmittel genannt, und auf der anderen die Baustoffe. Die Baustoffe sind für den Aufbau des Körpers notwendig und werden über die Nahrung aufgenommen. Betriebs- und Baustoffe werden auch als Mikro- und Makromineralien bezeichnet, wobei sich der Mikrobereich innerhalb der Zellen und der Makrobereich außerhalb befindet.

Die Mineralstoffe nach Dr. Schüßler sind für Störungen zuständig, die durch einen Mangel an Betriebsstoffen (Funktionsmitteln) innerhalb der Zellen entstehen. Solche Störungen werden durch das Auffüllen der Speicher mit den entsprechenden Mineralstoffen behoben. Eine unverdünnte Gabe von Mineralstoffen belastet den Organismus jedoch, wie sich an den häufigen Nebenwirkungen von beispielsweise Kalzium-, Magnesium- oder Eisenpräparaten ablesen lässt. Die Schüßler-Mineralstoffe sind daher so stark verdünnt, dass sie direkt über die Zellmembranen aufgenommen werden können.

Einnahme der Mineralstoffe

Am besten ist es, die Mineralstoffe einzeln im Mund zergehen zu lassen. Es können aber auch mehrere auf einmal in den Mund genommen werden. Grundsätzlich können alle Mineralstoffe miteinander gemischt werden. Aus den einzelnen Packungen wird die jeweils gewünschte Stückzahl in eine kleine Schüssel gegeben, und alle Mineralstoffe werden gut miteinander vermengt. Diese Mischung wird über den Tag verteilt eingenommen.

Hinweis

Die Mineralstoffe zergehen umso schneller oder schmecken umso süßer, je dringender der Körper sie benötigt. Beide Phänomene können auch zusammen auftreten.

Eine andere Möglichkeit der Einnahme ist das Auflösen in Wasser. Dabei wird zuerst Wasser in ein Glas geschüttet, dann werden vorsichtig die Tabletten dazugegeben. Nicht umrühren! Die Lösung dann schluckweise trinken, wobei jeder Schluck möglichst lange im Mund behalten werden sollte, da die Wirkstoffe über die Mund- und Rachenschleimhäute aufgenommen werden. Für Diabetiker ist diese Art der Einnahme am günstigsten.

- Die Mineralstoffe sollten nicht mit Metallgegenständen in Berührung kommen – vor allem beim Auflösen darauf achten! Metall beeinträchtigt zwar nicht die Wirkung der Mineralstoffe, beeinflusst aber ihr Energiefeld.

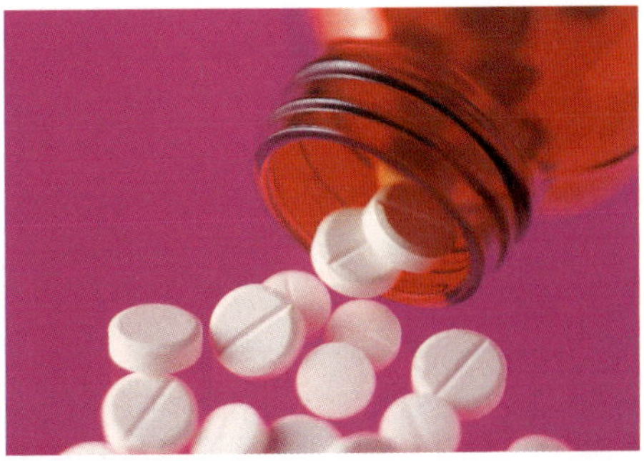

Info

Dr. Schüßler-Mineralstoffe machen nicht süchtig. Ein starkes Verlangen danach zeigt lediglich, wie groß der Mineralstoffmangel ist.

Wie hoch der Bedarf an Mineralstoffen ist, wird zu Beginn der Einnahme durch eine Antlitzanalyse oder eine andere Bedarfserstellung ermittelt. Besonders am Anfang kann ein starkes Bedürfnis nach den Mineralstoffen auftreten, sodass mancher fürchtet, von ihnen abhängig zu werden. Diese Angst ist jedoch unbegründet. Werden die Speicher durch die Einnahme aufgefüllt, verliert sich auch das starke Verlangen nach den Mineralstoffen.

Bei der Einnahme sollte man seinem eigenen Gefühl vertrauen. So kann es vorkommen, dass sich im Laufe der Zeit eine innnere Ablehnung gegen die Mineralstoffe einstellt. Dann sollten weniger genommen und die Einnahme nicht entsprechend der empfohlenen Menge durchgeführt werden. Die innere Ablehnung ist ein Zeichen dafür, dass etwas nicht stimmt. Dafür kann es mehrere Gründe geben:

- Die Menge ist zu hoch und sollte auf ein Drittel, die Hälfte oder noch weniger reduziert werden.
- Die Zusammenstellung stimmt nicht mehr. Eine neue Antlitzanalyse oder andere Methode ist notwendig.
- Grundsätzlich sollten wir wieder lernen, viel mehr auf unseren Körper zu hören und seine Signale ernst zu nehmen. Wichtig ist es, Veränderungen wahrzunehmen, abzuklären und entsprechend zu reagieren.

Dauer der Einnahme

Die Beschwerden, die durch Mineralstoffe nach Dr. Schüßler behoben werden können, entstehen aus einem Mangel an diesen Stoffen. Deshalb reicht es nicht aus, die Schüßler-Mineralstoffe nur so lange einzunehmen, bis die Symptome verschwunden sind. Denn dann sind die Speicher im Körper noch lange nicht aufgefüllt. Bei der geringsten Belastung kommt es erneut zu Beschwerden. Daher ist es wichtig, die Mineralstoffe auch nach dem Verschwinden der Symptome einige Wochen weiter einzunehmen.

Hinweis

Bitte beachten Sie, dass Mineralstoffe nach Dr. Schüßler potenzierte Arzneimittel von hoher Qualität sind.

Dosierung

Eine handelsübliche Tablette enthält 0,25 in Milchzucker potenzierte Mineralstoffe; eine 100-g-Packung etwa 400 Mineralstofftabletten.

Calcium fluoratum Nr. 1, Ferrum phosphoricum Nr. 3 und Silicea Nr. 11 werden in der Potenz D12 verabreicht, alle anderen Mineralstoffe in der Potenz D6. Die Einnahme der Erweiterungsmittel von Nr. 13 bis Nr. 27 (siehe Seite 68) wird grundsätzlich in der Potenz D12 empfohlen.

Hinweis

48 Tabletten entsprechen einer Broteinheit (BE).

In akuten Fällen kann man alle drei bis fünf Minuten eine Tablette im Mund zergehen lassen. Bei chronischen Erkrankungen empfiehlt sich die Einnahme von sieben bis zehn Stück am Tag und in allen übrigen Fällen eine Einnahme von einer Tablette alle zwei Stunden.

Bereits Säuglingen können die Mineralstoffe nach Dr. Schüßler verabreicht werden. Die Tabletten werden dazu aufgelöst und in den Brei, in die Flasche oder dem Säugling in den Mund gegeben.

- Nicht das Alter bestimmt die Dosis, sondern der bestehende Mangel.

Eine Überdosierung mit Schüßler-Mineralstoffen ist nicht möglich. Das verdeutlicht ein Vergleich: In einer Literflasche Mineralwasser sind durchschnittlich 1000 mg gelöste Mineralstoffe enthalten. Wenn jemand so viele Mineralstoffe durch Schüßler-Mineralstoffe zu sich nehmen wollte, müsste er eine Tonne (1000 kg) lutschen. Damit wird klar, welche Verdünnung durch die Potenzierung erreicht wird. Die Gefahr einer Überdosierung der Mineralstoffe nach Dr. Schüßler ist deshalb auf keinen Fall gegeben.

▼ Für Babys kann man die Tabletten aufgelöst ins Fläschchen geben.

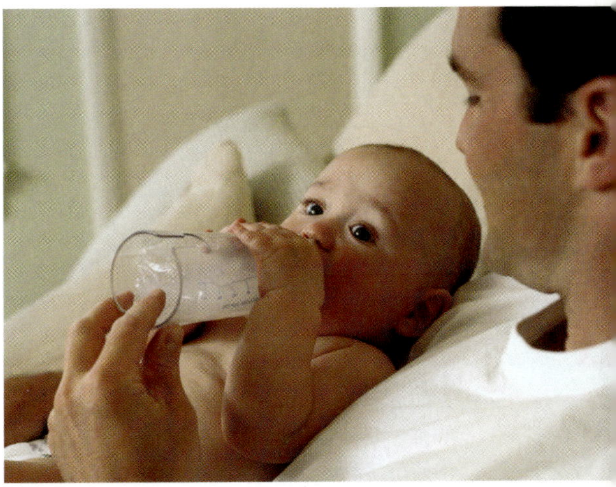

- Die Schüßler-Mineralstoffe können selbstverständlich neben Arzneimitteln und anderen Heilweisen – auch der Homöopathie oder den Blütenessenzen nach Dr. Bach – eingenommen werden. Da sie dem Organismus fehlende Betriebsstoffe zuführen, unterstützen sie jede andere Heilweise.

Die richtigen Konzentrationsverhältnisse

Im Organismus muss ein immer gleiches Konzentrationsverhältnis, ein physiologisches Gleichgewicht, der Mineralstoffe innerhalb und außerhalb der Zellen herrschen. Für die Aufnahme eines Mineralstoffs in die Zelle ist eine bestimmte Verdünnung notwendig – wie sie bei den Schüßler-Mineralstoffen vorliegt. Wenn nun innerhalb der Zellen ein Mineralstoff in zu geringer Konzentration vorliegt, kann dieser Mangel nicht einfach durch ein hoch dosiertes Präparat ausgeglichen werden.

Im Gegenteil: Da der Körper bemüht ist, das Konzentrationsverhältnis innerhalb und außerhalb der Zellen aufrechtzuerhalten, werden Mineralstoffe der Zwischenzellflüssigkeit ausgeschieden oder in Steinen, wie beispielsweise Kalzium in den Nieren, eingelagert. So kann ein Mineralstoffmangel innerhalb der Zellen auch zu einem Mineralstoffmangel außerhalb der Zellen führen.

Salz

En Beispiel hierfür ist das Salz. Isst jemand eine stark gesalzene Suppe, so verschiebt sich das Konzentrationsverhältnis enorm in Richtung außerhalb der Zellen, und es kommt zu starkem Durstgefühl. Wird Wasser getrunken, sinkt die Konzentration außerhalb der Zellen wieder, und das physiologische Konzentrationsverhältnis ist wieder hergestellt. Den gleichen Effekt erreicht man mit einigen Tabletten Natrium chloratum Nr. 8. Der Gehalt des Mineralstoffs wird dadurch innerhalb der Zellen angehoben, so dass das physiologische Mineralstoffverhältnis innerhalb und außerhalb der Zellen wieder hergestellt ist.

Kalzium

Eine starke Übersäuerung wird oft über den Kalziumhaushalt neutralisiert. Von

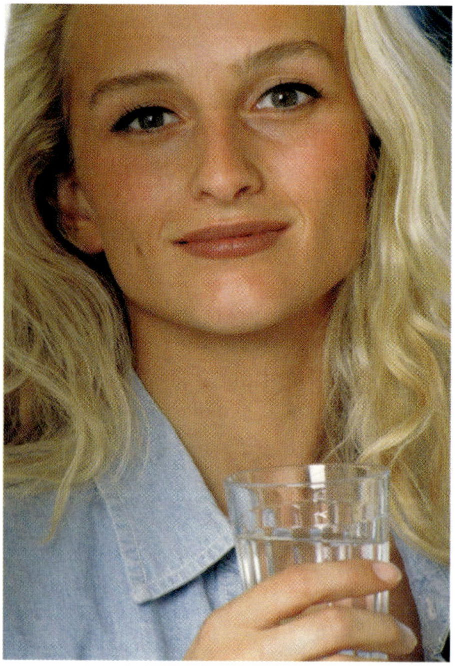

▲ Wasser löscht den Durst – auch nach salzigem Essen.

diesem Mineralstoff steht im Körper der größte Vorrat zur Verfügung. Für die Neutralisierung wird allerdings intrazelluläres Kalzium verwendet, wodurch das physiologische Verhältnis der Kalziummoleküle innerhalb und außerhalb der Zellen gestört wird. Die Kalziumkonzentration außerhalb der Zellen steigt an und muss abgelagert werden, oft in Steinen.

Durch die Einnahme von Calcium phosphoricum Nr. 2 wird der Kalziumhaushalt innerhalb der Zellen aufgefüllt, wodurch es dem Organismus wieder möglich wird, auch die grobstofflichen Kalziummoleküle zu verwerten. Ohne das Wissen um diesen Zusammenhang wird es jedem klassisch medizinisch Ausgebildeten unverständlich bleiben, weshalb bei einem Überangebot an Kalzium im Körper ausgerechnet Kalzium in Form der Mineralstoffe nach Dr. Schüßler zugeführt wird.

Eisen

Eisen kann vom Körper relativ schlecht aufgenommen werden, weshalb es auch schwierig ist, einen bestimmten Eisenspiegel dauerhaft zu halten. Das konnte bei einer Frau beobachtet werden, die ein Eisenpräparat einnehmen musste, weil der Laborbefund einen zu niedrigen Eisenwert aufgezeigt hatte. Während der Dauer der Einnahme stiegen die Eisenwerte auf einigermaßen normale Zahlen an. Nach Beendigung der Kur aber sank der Eisenspiegel wieder, da lediglich der Eisenspiegel außerhalb der Zellen aufgefüllt worden war. Innerhalb der Zellen war der Eisenspiegel nicht gestiegen. Deshalb konnte der Organismus das zugeführte Eisen nicht aufnehmen und schied es aus.

Nun wurde der Patientin die gleichzeitige Einnahme ihres Eisenpräparates und des Schüßler-Minerals Ferrum phosphoricum Nr. 3 (20 Tabletten pro Tag) angeraten: Der Eisenspiegel stieg gleichzeitig innerhalb und außerhalb der Zellen an. So gelang es, die Eisenwerte auf den Normbereich anzuheben und dort zu stabilisieren.

Hinweis

Beim Ausgleich von Mineralstoffmängeln ist immer das Gleichgewicht der Mineralstoffe innerhalb und außerhalb der Zellen zu beachten.

Magnesium

Viele Frauen erhalten wegen Muskelkrämpfen, vor allem Wadenkrämpfen, während der Schwangerschaft Magnesiumpräparate verordnet. Wir aus der Biochemie nach Dr. Schüßler wissen jedoch, dass diese Krämpfe durch einen Mangel an Calcium phosphoricum Nr. 2 entstehen. In der Schulmedizin

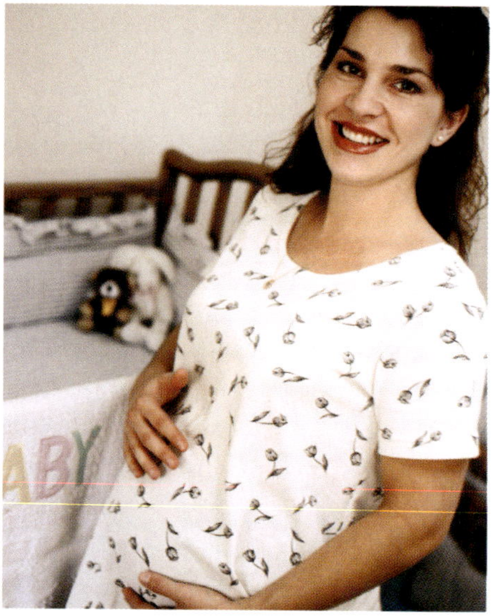

▲ Magnesium phosphoricum Nr. 7 hilft, die Schwangerschaft besser zu überstehen.

steht außer dem grobstofflichen Magnesium kein probates Mittel gegen die Krämpfe zur Verfügung; in der Biochemie allerdings wird die Ursache der Krämpfe mit der Gabe von Calcium phosphoricum Nr. 2 bekämpft. Dieser Mineralstoff sollte in diesem Fall auch reichlich gegeben werden, weil er im Mutterleib für das heranwachsende Kind benötigt wird. Die Wirkung des verabreichten hoch dosierten Magnesiums führt zum Erschlaffen der Muskeln, wodurch die Muskelkrämpfe meistens abklingen. Wird Magnesium allerdings zu lange eingenommen, besteht die Gefahr, dass der Geburtstermin überschritten wird. Auch die Muskelspannung der Gebärmutter wird herabgesetzt, wodurch die Wehen gedämpft werden. Daher wird das hoch dosierte Magnesium spätestens sechs Wochen vor dem Geburtstermin abgesetzt.

In der Biochemie nach Dr. Schüßler wird aber im achten und neunten Schwangerschaftsmonat das Hauptaugenmerk auf eine ausreichende Versorgung mit Magnesium phosphoricum Nr. 7 gelegt, damit starke Wehen eine rasche Geburt ermöglichen. Das „Mikro"-Magnesium ist nämlich der Betriebsstoff für die Wehen. Schwangere Frauen haben oft rote Wangen, vor allem in den letzten Schwangerschaftsmonaten, und einen kaum zu beherrschenden Schokoladenhunger – beides Anzeichen für einen großen Magnesiummangel innerhalb der Zellen, der durch den Schüßler-Mineralstoff ausgeglichen werden kann.

Ein Zuwenig an Mineralstoffen macht krank

Folgen des Mineralstoffmangels

Die Mineralstoffe sind von grundlegender Bedeutung für unsere Gesundheit, weil wir sie für fast alle Stoffwechselvorgänge benötigen. Ein Mangel wirkt sich auf allen Ebenen des Körpers aus. Durch falsche Ernährungsgewohnheiten und ungeeignete Nahrungsmittel sinkt das Mineralstoffniveau ab, und es kommt zunehmend zu Problemen. Zunächst treten diese Probleme in Bereichen auf, in denen keine unmittelbare Gefahr für den Menschen besteht – zum Beispiel an den Haaren und den Nägeln. Die verbliebenen Mineralstoffe werden für die wichtigen Aufgaben des Körpers eingesetzt. Besteht der Mangel weiter, sind ernsthafte Folgen für den Organismus zu befürchten.

Folgen für Haare und Nägel

Wenn die Kieselerde im Körper abnimmt, zeigt sich das sehr rasch an Haaren und Nägeln. Am Zustand der Haare lässt sich außerdem sehr deutlich der Energiepegel des Menschen ablesen. Außerdem wird hier die Säurebelastung des Körpers erkennbar. Die Elastizität der Nägel hängt wiederum mit dem Kalziumhaushalt zusammen. Störungen zeigen sich an zu weichen oder splitternden Nägeln. Dagegen lösen sich die Nägel in Schichten ab, wenn es an Kieselerde fehlt.

Folgen für die Haut

Die Haut ist jenes Organ, bei dem sich Defizite im Mineralstoffhaushalt sehr früh zeigen. So kann sie fettarm oder wiederum zu fett sein. Gegen fettarme Haut hilft Natrium phosphoricum Nr. 9. Bei einer fetten Haut entwickeln sich Mitesser, Pickel und manchmal sogar Akne. Bildet die Haut zu viel Schweiß, hilft Natrium chloratum Nr. 8. Auch das Gegenteil ist möglich, und jemand kann überhaupt nicht schwitzen. Leiden Spannkraft und Elastizität der Haut und bilden sich Runzeln, die Sie älter aussehen lassen, ist Calcium fluoratum Nr. 1 das Schüßler-Mineral der Wahl.

Falten können auch durch den Schwund von Bindegewebe entstehen, weil sich dann die obersten Hautschichten zusammenschieben. Hier hilft Silicea Nr. 11. Hat sich das Bindegewebe durch allzu lange Säureeinwirkung verfestigt, entstehen Wölbungen, die in der Antlitzanalyse als „gewölbte Falten" bezeichnet werden. Dann ist zur Einnahme von Calcium sulfuricum Nr. 12 zu raten.

Risse, Schrunden und Hornhaut

Bildet sich an den Fersen übermäßig viel Hornhaut, wird fleißig geraspelt, aber die Ursache wird damit nicht behoben. In der Biochemie ist das ein Zeichen für einen Mangel an Calcium fluoratum Nr. 1. Dieser Mineralstoff ist verantwortlich für die Elastizität. Wird er vermehrt verbraucht, muss er aus den Speichern genommen werden. Dabei wird Calcium fluoratum Nr. 1, das in der Haut als Betriebsstoff für den Hornstoff (Keratin) gebunden vorliegt, herausgelöst, der Hornstoff als übermäßige Hornhaut an der Hautoberfläche abgelagert und schließlich abgestoßen. Die Einnahme von Mineralstoffen nach Dr. Schüßler kann diese Entwicklung verhindern.

Im Winter ist aufgrund der extremen Temperaturunterschiede die Elastizität der Haut, vor allem im Gesicht und an den Händen, ein besonderes Thema. Um die Haut elastisch zu halten, wird viel Calcium fluoratum Nr. 1 benötigt. Der Körper nimmt dies aus der Oberhaut, wodurch Hornstoff frei wird. Die Haut wird rau und spröde, und es kommt zu aufgesprungenen Lippen, Rissen in der Haut oder gar zu Schrunden. Wichtig ist dann, dass der Körper über die Ernährung ausreichend mit ungesättigten Fettsäuren versorgt wird, die er benötigt, um die Elastizität der Biomembranen zu gewährleisten.

Hinweis

Bei der Behandlung von Hornhaut führt ein zusätzlich zur Einnahme des Schüßler-Mineralstoffs auf die betroffenen Stellen aufgetragenes Creme-Gel zu einem schnelleren Erfolg.

Wenn die Speicher leer werden

Werden die Speicher abgebaut, stellt sich eine nicht abzuschüttelnde Müdigkeit ein, eine Mattigkeit, die die gesamte Person ergreift. Die Frische und Vitalität, mit denen sonst vieles erledigt wird, gehen verloren. Die Leistung, ob bei der Arbeit oder beim Spaziergang in der Freizeit, lässt rapide nach. Die Betroffenen fühlen sich ausgelaugt, erschöpft und ausgebrannt. Da auch aus den Zellen die fein verteilten Mineralstoffe abgebaut werden, sinkt das Energiefeld ab. Wir bezeichnen diesen Vorgang treffend als „abgespannt". Viele Menschen sagen auch: „Ich habe keine Spannkraft mehr!" Schreitet der Abbau der Speicher voran, verschärfen sich die Folgen, und unspezifische Beschwerden wandeln sich in konkrete Probleme.

Arbeitsspeicher Unter dem Arbeitsspeicher werden vor allem die freien Ionen in den Körperflüssigkeiten wie Blut, Lymphe und Bindegewebsflüssigkeit verstanden, die dem Stoffwechsel sehr rasch zur Verfügung stehen und Steuerungsfunktionen im Körper übernehmen. Mit diesen fein verteilten Mineralstoffionen werden die Zellen versorgt. Jeder Mineralstoff hat seinen bevorzugten Speicherplatz im Körper:

Mineralstoff	Speicherplatz
Calcium fluoratum Nr. 1	Knochen, Sehnen, Bänder, Häute
Calcium phosphoricum Nr. 2	Knochen
Ferrum phosphoricum Nr. 3	Blut
Kalium chloratum Nr. 4	Bindegewebe, Drüsen
Kalium phosphoricum Nr. 5	Nervensubstanz, Milz
Kalium sulfuricum Nr. 6	Bauchspeicheldrüse
Magnesium phosphoricum Nr. 7	Knochen, Herz
Natrium chloratum Nr. 8	Niere
Natrium phosphoricum Nr. 9	Lymphe
Natrium sulfuricum Nr. 10	Leber
Silicea Nr. 11	Bindegewebe
Calcium sulfuricum Nr. 12	Bindegewebe

Info

Schrunden und Hornhaut an den Füßen deuten oft auf ein Fehlen von Calcium floratum Nr. 1 hin.

Langzeitspeicher Wenn der Arbeitsspeicher ausgeschöpft ist, geht der Körper daran, ihn aus dem Langzeitspeicher aufzufüllen, damit der Stoffwechsel möglichst gut weiterfunktioniert. Nehmen die Mineralstoffe auch im Langzeitspeicher ab, muss der Organismus Gewebe angreifen, um an die fein verteilten Mineralstoffe heranzukommen.

Langzeitspeicher sind als nicht betriebsnotwendige Gewebe in Bindegewebe oder in Knochen und Muskeln enthalten. Ein Mineralstoffmangel in den Langzeitspeichern zeigt sich in unserem Äußeren. Mithilfe der Antlitzanalyse lässt sich feststellen, ob ein Bedarf an Mikromineralien (intrazellulären, fein verteilten, potenzierten Mineralstoffen) oder Makromineralien (extrazellulären, hoch dosierten Mineralstoffen) vorliegt. Ist der Mangel sehr stark und/oder chronisch, muss zusätzlich zur Gabe von Schüßler-Mineralstoffen eine Versorgung mit Makromineralien erfolgen.

Werden die Langzeitspeicher abgebaut, zeigen sich für jeden Mineralstoff typische Konsequenzen:

Mineralstoff	Konsequenz aus Abbau des Langzeitspeichers
Calcium fluoratum Nr. 1	Der Hornstoff wird vermehrt abgebaut.
Calcium phosphoricum Nr. 2	Knochenzellen werden vermehrt abgebaut.
Ferrum phosphoricum Nr. 3	Versorgung der Zellen mit Sauerstoff verschlechtert sich.
Kalium chloratum Nr. 4	Faserstoff wird frei. Dadurch kann Schleim in den Bronchien seinen Halt verlieren oder das Blut dickflüssiger werden.
Kalium phosphoricum Nr. 5	Fauliger, brandiger Geruch, da Freisetzen aus zerfallendem Gewebe.
Kalium sulfuricum Nr. 6	Verknüpfung des Mineralstoffs zu Melanin wird gelöst, das Melanin verliert seinen Halt und es entsteht ockerfarbener Schleim, Schuppen auf klebrigem Untergrund.
Magnesium phosphoricum Nr. 7	Abbau aus den Knochen; Elastizität und Festigkeit der Knochen leiden.
Natrium chloratum Nr. 8	Mineralstoff wird aus Knorpel abgebaut oder den Schleimhäuten entzogen. Dabei wird glasklarer Schleim abgesondert.
Natrium phosphoricum Nr. 9	Übersäuerung des Körpers.
Natrium sulfuricum Nr. 10	Entgiftungsleistung der Leber wird geschwächt.
Silicea Nr. 11	Faltenbildung durch Abbau von Bindegewebe.
Calcium sulfuricum Nr. 12	Durchlässigkeit und Kommunikation zwischen den Zellen leiden.

Wenn wir nach körperlichen und seelischen Belastungen sagen: „Das hat mich Substanz gekostet", dann beschreibt das die Vorgänge im Organismus. Tatsächlich wird Körpersubstanz abgebaut – beispielsweise Muskelmasse, Knochen oder Bindegewebe –, was eine enorme Schwächung nach sich zieht. Auch so genannte Alters- oder Abnutzungserscheinungen haben ihre Ursache darin, dass der Mineralstoffgehalt auf der Mikroebene absinkt. Die Ablagerung oder Ausscheidung von Mineralstoffen der Makroebene ist die Folge.

Konsequenzen aus dem Abbau

Verdauungsprobleme

Wenn der Verdauung bestimmte Betriebsstoffe nicht mehr zur Verfügung stehen, kommt es zu Störungen. Sodbrennen, Brennen in der Speiseröhre, Durchfall und Verstopfung stellen sich ein. Mit der Zeit reagiert dann auch die Haut. Sie rötet sich, juckt, Ausschläge können entstehen, und auf dem Kopf bilden sich Schuppen.

Hat jemand solche Probleme, wird er sich mit der Zeit darauf einstellen und immer mehr Nahrungsmittel meiden, die er für die Ursache hält.

Bewegungseinschränkungen

Werden regenerationsbedürftige Stellen des Körpers, allen voran die Gelenke, nicht mehr ausreichend mit Betriebsstoffen versorgt, kommt es zu weiteren Problemen. Um die betroffenen Partien nicht zusätzlich zu belasten, reagiert der Körper darauf mit Bewegungseinschränkungen. Typisch ist der steife Nacken, eine zunehmend starre Wirbelsäule und unbewegliche Hüften, Knie und Knöchel. Alltägliche Dinge wie das Anziehen der Strumpfhose oder Socken bereiten dann große Mühe.

Muskelkrämpfe und Osteoporoseneigung

Wenn sich schon bei jeder kleinsten Bewegung Muskelkrämpfe einstellen, liegt dies an einem Mangel an Calcium phosphoricum Nr. 2. Dann ist es wichtig, Kalzium nicht nur in grobstofflicher Form zu nehmen, sondern auch als Schüßler-Mineralstoff. Nur so kann der Kalziumhaushalt in den Zellen und extrazellulär nachhaltig aufgefüllt werden.

Derselbe Mangel wirkt sich mit der Zeit auch in den Knochen aus. Die Knochenzellen können nicht mehr ausreichend erneuert werden, und auf lange Sicht kann die gefürchtete Osteoporose entstehen. Es muss allerdings darauf hingewiesen werden, dass hinter diesem Krankheitsbild vielerlei Ursachen stecken, unter anderen die Übersäuerung des Organismus, Strahlenbelastungen, ein problematischer Flüssigkeitshaushalt und/oder eine mangelnde Versorgung des Knochengewebes durch verfestigtes Bindegewebe.

Schwächung des Immunsystems

Ein geschwächter Organismus ist nicht mehr in der Lage, Belastungen abzupuffern. Die Abwehrkräfte schwinden, und Krankheitserreger können fast ungehindert eindringen. Schon die Abwehrkräfte von Kindern können geschwächt sein.

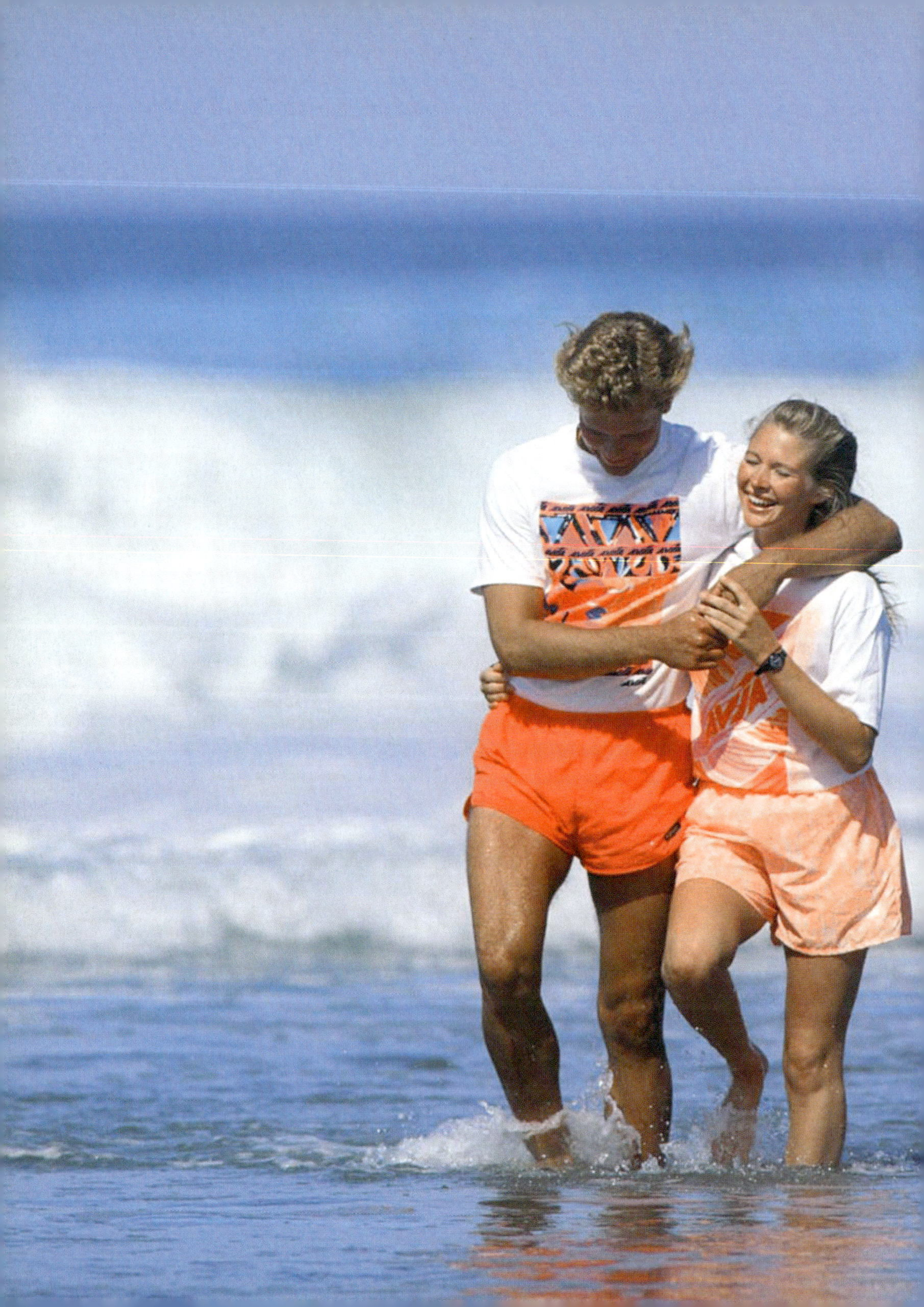

Die Schüßler-Mineralstoffe in der Ernährung

In diesem Kapitel erhalten Sie Informationen zu den einzelnen Schüßler-Mineralstoffen. Außerdem helfen Ihnen viele praktische Tipps und über 100 Rezepte dabei, sich ausgewogen und vitalstoffreich zu ernähren.

Gesund ernähren heißt wissen, was gut ist

Die Mineralstoffe nach Dr. Schüßler

Eine gesunde Ernährung kann durch die Einnahme von Schüßler-Salzen nicht ersetzt werden, umgekehrt unterstützt aber eine gezielte Ernährung sehr wohl die Wirkung der Biomineralien. Dr. Schüßler selbst empfahl ursprünglich 11 Mineralstoffpräparate, doch heute umfasst die Gruppe der Schüßler-Biomineralien insgesamt 27 Mineralstoffverbindungen. Der Grund dafür liegt darin, dass im Laufe der Zeit immer feinere Analysemethoden entwickelt wurden, die es den Nachfolgern Dr. Schüßlers ermöglichten, die Reihe der Biomineralien zunächst wieder auf 12 – Calcium sulfuricum Nr. 12 war von Dr. Schüßler aufgrund eines Irrtums ausgeschlossen worden – und dann durch 15 Erweiterungpräparate auf insgesamt 27 zu erweitern.

Im Folgenden werden die Biomineralien Nr. 1 bis 12 sowie eine Auswahl der Erweiterungsmittel vorgestellt.

- Unter „Was bewirkt der Mineralstoff im Körper?“ wird in aller Kürze auf die Aufgaben der einzelnen Mineralstoffe eingegangen. Außerdem wird unter „Wie macht sich ein Mangel bemerkbar?“ aufgezeigt, wie sich der Mangel des jeweiligen Mineralstoffs auf den Organismus auswirkt.
- Der Abschnitt „Ergänzung auf der Makroebene“ befasst sich mit der Frage nach zusätzlichen Mineralstoffgaben. Durch die Schüßler-Mineralien werden ausschließlich die Zellen aufgefüllt, also der Mikrobereich versorgt. Ist der Bedarf jedoch auch im Makrobereich sehr groß und lässt er sich nicht allein durch eine spezielle Ernährung auffüllen, sind höher dosierte Mineralstoffpräparate oder andere Nährstoffe notwendig, auf die hier hingewiesen wird.
- Die „Lebensmittelempfehlungen“ weisen auf geeignete Lebensmittel hin, welche die Wirkung des vorgestellten Schüßler-Minerals unterstützen.
- Der Rezeptteil gibt Anregungen und Anleitung zur Zubereitung von Gerichten, die mineralstoffreich sind und sich besonders gut zur Ergänzung einer Therapie mit dem besprochenen Schüßler-Mineralstoff eignen. Natürlich ist für eine ausgewogene Ernährung auch auf den Gehalt an Vitaminen, essenziellen Fettsäuren

und Vitalstoffen zu achten. Auch der Brennwert der Nahrung ist von Bedeutung, denn wer wenig Bewegung hat, braucht auch kein schweres Essen. Aus unserer persönlichen Überzeugung heraus haben wir vor allem Rezepte mit wenig Fleisch eingefügt. Die Rezepte sind im Allgemeinen für vier Personen angelegt, wo nicht, wird die Personenzahl extra angegeben. Allerdings gibt es nicht zu jedem Mineralstoff spezielle Rezepte. In diesen Fällen können Sie sich an den Lebensmittelempfehlungen und den bei „Ergänzung auf der Makroebene" angegebenen Hinweisen orientieren.

Grundregeln für eine gesunde Ernährung

- Essen, was die Region zur Jahreszeit bietet.
- Essen, was nicht in den Massenmedien beworben wird.
- Essen, was verderben kann, aber noch nicht verdorben ist.
- Ein- bis zweimal pro Woche Salzwasserfisch auf den Tisch.
- Mehrmals wöchentlich fermentierte Nahrungsmittel wie Joghurt, Sauermilch, Sauerrahm, saure Gurken oder eingelegtes Gemüse zu sich nehmen.
- Essen, was so weit als möglich naturbelassen ist.
- Die richtigen Öle (kalt gepresste Pflanzenöle) verwenden.
- Abwechslung auf den Tisch bringen.
- Maßvoll sein mit Fleisch.
- Den eigenen Instinkt berücksichtigen.
- Trinken, was naturbelassen ist.

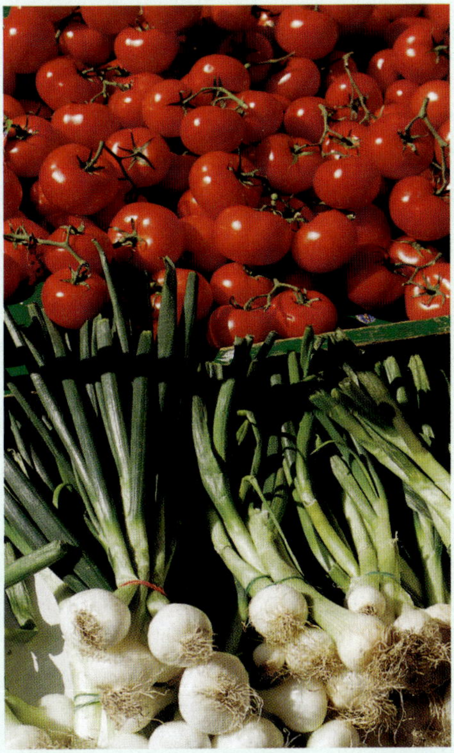

▲ Immer noch am gesündesten: was die Region auf den Tisch bringt.

Calcium fluoratum Nr. 1

Was bewirkt der Mineralstoff im Körper?

- Er bildet die Hüllen (obere Hautschicht, Knochenhülle, Aderwände, Zellwände) und ist damit für den Schutz des Körpers verantwortlich.
- Er ist zuständig für die Elastizität in allen Geweben, vor allem in Sehnen und Bändern.
- Er bindet Hornstoff (Keratin).
- Calcium fluoratum Nr. 1 ist überall zuständig, wo im weitesten Sinne eine schützende Schicht gebildet wird.

Wie macht sich ein Mangel bemerkbar?

Verhärtete Sehnen (z.B. eingezogene Finger), durchsichtige Zahnspitzen, Schwielen, Schrunden, Hornhaut (besonders an den Fersen), Risse an Händen und Lippen, Schuppen, Überbeine, Plattfüße, Senkfüße, Krampfadern, Hämorrhoiden, Karies, zu weiche oder splitternde Fingernägel, leicht umknickende Knöchel, Bänderdehnung , lockere Zähne, Organsenkungen.

Ergänzung auf der Makroebene

Calcium fluoratum Nr. 1 ist der Mineralstoff für die Elastizität nicht nur der Haut, Nägel und Haare, sondern auch der Biomembranen. In all diesen Geweben spielen hochwertige Fette eine große Rolle.

- Sehr problematisch ist, bei der Ernährung ganz auf Fette zu verzichten!

Die wertvollen Omega-Fettsäuren sind enthalten in:

- Omega-3-Fettsäure: Leinöl, Sojaöl, Seefische (Lachsöl)
- Omega-6-Fettsäure: Borretschöl, Distelöl, Mais-Soja-Öl, Nachtkerzenöl, Sonnenblumenöl
- Omega-9-Fettsäure: Olivenöl

- Ungesättigte Fettsäuren sind deswegen so wichtig, weil der Körper sie nicht selbst bilden kann. Deshalb werden sie auch essenzielle Fettsäuren genannt. Ein Mangel kann zu schweren Störungen führen – etwa ekzemartigen Hautveränderungen, Haarausfall, Einschränkungen des Leberstoffwechsels, erhöhter Infektanfälligkeit, verzögerter Wundheilung, Wachstumsstörungen bei Kindern, Herz-Kreislauf-Problemen, Lern- und Sehschwäche und Störungen der Bewegungsabläufe.

Info

Wenn Sie sich mit hochwertigen ungesättigten Fettsäuren versorgen wollen, ist folgende Salatölmischung optimal: 1 Teil Olivenöl, 3 Teile Distelöl und 1 Teil Sojaöl.

Ein erhöhter Kalziumbedarf sowohl im Mikro- (als Betriebsstoff) wie auch im Makrobereich (als Baustoff) besteht während des Wachstums sowie während Schwangerschaft und Stillzeit. Dann sollten vermehrt Calcium fluoratum Nr. 1 und Calcium phosphoricum Nr. 2 sowie ein höher dosiertes Kalziumpräparat mit Vitamin D eingenommen werden. Bei Nägeln, die splittern oder sehr biegsam sind, ist die Einnahme eines Kalzium-Kieselerde-Präparates zusätzlich zu Calcium fluoratum Nr. 1 sinnvoll.

Zur optimalen Makroversorgung des Zahnschmelzes ist ein geeignetes Fluorpräparat zu wählen. Hier sollte der Arzt entscheiden. Im Allgemeinen reicht aber eine vollwertige Ernährung aus, den Zahnschmelz gesund zu erhalten.

Lebensmittelempfehlungen Makrobereich

- **Kalzium in Lebensmitteln:** Brokkoli, Eier, Emmentaler Käse, Fische, Gemüse, Hefe, Kresse, Milch, Milchprodukte, Nüsse, Parmesan, frische Petersilie, Sellerie, Sesamsamen, Spinat, geräucherte Sprotten. Phytate (z.B. im Hafer), Oxalate (im Spinat) und Phosphor (im Schmelzkäse) hemmen, Vitamin D und Milchzucker fördern die Aufnahme von Kalzium.
- **Fluorid in Lebensmitteln:** Austern, Bückling, Brathering, Buchweizen, Cashewnüsse, Erdnüsse, Gerste, Kakaopulver, Lachs, Leber, Nieren, Ölsardinen, Räucheraal, Rindfleisch, Roggen, Scampi, Sojamehl, Spinat, Stockfisch, schwarzer Tee, Walnüsse. Am meisten Fluor enthalten schwarzer Tee, Meeresfische (besonders in Lachs), Kräuter (z.B. Hagebutte, Ringelblume, Schafgarbe) und Gemüse (z.B. Paprikaschoten).

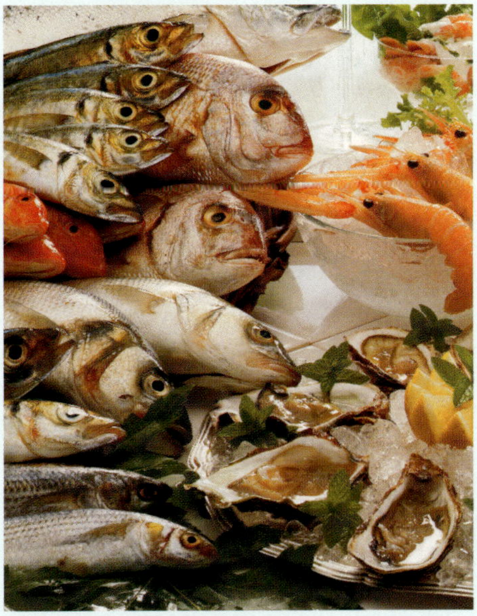

▲ Viele Fischarten sind reich an Fluorid.

Die Fluorversorgung kann auch über das Trinkwasser erfolgen. Allerdings enthält vielerorts das Leitungswasser nicht genügend Fluor. Angaben zum Mineralgehalt Ihres Trinkwassers können Sie über den örtlichen Trinkwasserversorger (z.B. Stadtwerke) erfragen.

Mikrobereich

- **Kalzium in Tee und Bädern:** Angelikawurzel, Beinwell, Bohnenhülsen, Brennnessel (nur für Bäder), Eisenkraut, Leinsamen, Rosmarin, Zinnkraut.
- **Kalzium in Gewürzkräutern:** Liebstöckel, Schnittlauch, Senfkörner.
- **Kalzium in Gemüse und Salat:** dicke Bohnen, Endivie, Kartoffeln, Kohlrabi, weißer Rettich, Rote Beete.
- **Kalzium in Obst:** Apfelsine, Birne, schwarze Johannisbeere, Sauerkirsche, Trauben, Zitrone.
- **Fluor in Tee und Bädern:** Arnika, Beinwell, Frauenmantel, Hagebutte, Leinsamen, Ringelblume, Rosskastanie (nur für Bäder), Schafgarbe, Spitzwegerich, Tausendgüldenkraut, Wacholderbeeren.
- **Fluor in Gemüse und Salat:** Kopfsalat, Paprikaschoten, Rotkohl.
- **Fluor in Obst:** Pflaume.

Hinweis

Verwendetete Abkürzungen

g	= Gramm	ml	= Milliliter
kg	= Kilogramm	EL	= Esslöffel
l	= Liter	TL	= Teelöffel

Rezepte bei Kalzium- und Fluormangel

Frühstück

- 48-Elemente- oder Hagebuttentee, Roggenvollkornbrot mit Butter und Paprikastreifen, 1 Birne.

Tipp

Wenn Sie die Einnahme der Mineralstoffe nach Dr. Schüßler mit einem Tee unterstützen wollen, dann lassen Sie folgende Kräuter zu gleichen Teilen mischen: Bohnenhülsen, Holunderblüten, Johanniskraut, Kamille, Lindenblüten, Löwenzahn, Ringelblume, Schafgarbe und Zinnkraut. Für die Zubereitung nehmen Sie eine Prise (1/4 Teelöffel) auf ein Liter Wasser. Der Tee soll ganz dünn sein! Am besten ist es, den Tee innerhalb von zwei Stunden nach der Zubereitung zu trinken, denn später liegen die Mineralstoffe nicht mehr so fein verteilt in dem Getränk vor.

Mittagessen

Rotkohlsalat

Zutaten

300 g Rotkohl · ½ TL Vollmeersalz · 1 Joghurt · 3 EL kalt gepresstes Öl · 2 EL Obstessig ½ TL Gemüsesuppenextrakt · 1 TL Honig · 1–2 EL frisch geriebener Meerrettich 300 g Äpfel

- Den Rotkohl fein hobeln und mit etwas Vollmeersalz bestreuen, gut mischen und kurz mit dem Kartoffelstampfer stoßen. 1 Stunde zugedeckt ziehen lassen.
- Für die Soße Joghurt, Öl und Obstessig mit dem Suppenextrakt, Honig und Meerrettich mischen. Äpfel fein reiben, unter den Rotkohl geben. Die Salatsoße darüber gießen und gut vermengen.

Brennnesselsuppe

Zutaten

1 l Wasser · 5 große Kartoffeln · 1 Stange Lauch (Porree) · 1 Zwiebel · 3 Hand voll Brennnesselspitzen · Vollmeersalz · Gemüsebrühwürfel · Süßrahm oder Butter

- In Scheiben geschnittene Kartoffeln und Lauch sowie die gehackte Zwiebel in das kochende Wasser geben und 10 Minuten kochen. Dann Brennnesselspitzen hineingeben und 3 Minuten ziehen lassen. Mit Gemüsebrühwürfel, Süßrahm oder Butter und 1 Prise Vollmeersalz würzen. Die Suppe mit Schneidestab oder Mixer pürieren und sofort servieren.

Tipp

Brennnesseln verwende ich sehr oft in meiner Küche. Sie sind alles andere als ein Unkraut. Wir sammeln die Maibrennnesseln und trocknen sie für den Winter. Wenn es bei uns Spinat gibt, gebe ich immer 1/3 Brennnesseln dazu. Das schmeckt besonders gut. Beim Sammeln muss man allerdings darauf achten, dass die Brennnesseln abseits von Straßen und Feldern, die gespritzt werden, wachsen.

Gebackene Scampi

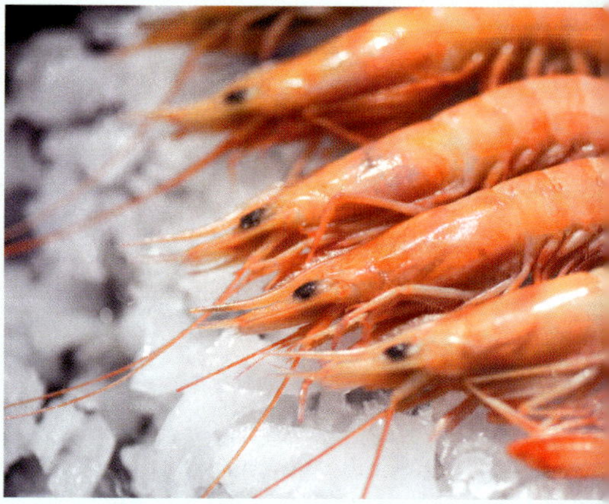

Zutaten (pro Person)

6 Scampi (mit oder ohne Schale) · Vollmeersalz nach Geschmack · Zitronensaft · Worcestersoße · 200 g Mehl · 2 Eier · 1 EL Öl · 1/4 l Bier oder Wein · 50 g Kokosfett, Olivenöl oder Butterschmalz · Zitronenscheiben · Petersilie

- Scampi mit Schale 5 Minuten in Salzwasser mit etwas Petersilie kochen, kalt abbrausen und aus den Schalen lösen. In Salz, Zitronensaft und Worcestersoße kurz marinieren.
- Für den Wein- oder Bierteig das Mehl in eine Schüssel sieben, 1 Prise Salz zugeben und in die Mitte eine Mulde drücken. Eigelb, Öl und Wein oder Bier nach und nach von der Mitte aus unter das Mehl rühren. Den Teig 30 Minuten quellen lassen. Dann steif geschlagenes Eiweiß unterziehen.
- Scampi in den Teig eintauchen und schwimmend in heißem Fett etwa 5 Minuten goldbraun backen. Die Scampi abtropfen lassen. Mit Zitronenscheiben und Petersilie garniert sehr heiß servieren.
- Als Beilagen eignen sich Remouladensoße und Brot.

- Scampi und Krabben kann man auch in Mehl wenden und in heißem Öl ausbacken. Mit Zitronensaft beträufeln und Weißbrot dazu servieren.

Tipp

Anstatt Panade kann man Backteig (Wein- oder Bierteig) zum Ausbacken von Fleisch, Fisch, Gemüse und Obst in Fett verwenden.

- Für das Ausbacken immer ein Fett verwenden, das hohe Temperaturen verträgt, wie Kokosnussfett. Öle und Fette mit ungesättigten Fettsäuren sind dafür ungeeignet, weil sie bei hohen Temperaturen viele freie Radikale freisetzen. Nehmen Sie auch kein gehärtetes Fett (Transfett), da es für den Organismus schädlich ist (siehe Seite 36).

Ofenkartoffeln und Kräutersoße

Zutaten (pro Person)

2 große Kartoffeln · 1 Becher Sauerrahm · 250 g Quark (20 % Fett) · Vollmeersalz Curcumapulver · Galgantpulver · Tamari (Sojasoße) · ½ Zwiebel · 2 Knoblauchzehen 1–2 EL Distelöl · 2–3 EL frische Kräuter

- Die Kartoffeln abwaschen, leicht abtrocknen und jeweils in ein Stück Alufolie wickeln. Dann auf ein Backblech legen und im Backofen bei 180 °C garen. Die Garzeit richtet sich nach der Größe der Kartoffeln.
- Für die Soße Sauerrahm und Quark gut verrühren. Gehackte Zwiebel und zerdrückten Knoblauch dazugeben, mit Salz, Curcuma- und Galgantpulver sowie Sojasoße würzen. Dann das Öl dazugeben und die fein gehackten Kräuter untermischen.

Info

Tamari ist eine traditionell hergestellte Sojasoße. Bei ihrer Zubereitung werden die Sojabohnen fermentiert.

Tipp

Wenn es keine frischen Kräuter gibt, können auch gefrorene Kräutermischungen verwendet werden.

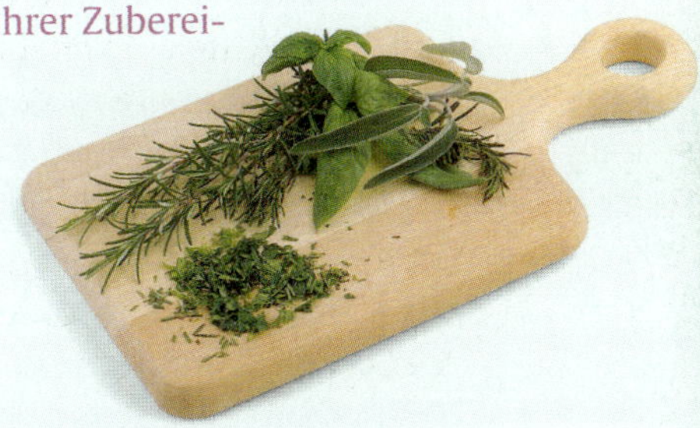

Zwetschgenstrudel

Zutaten (für 2 Strudel)

300 g Weizen- oder Dinkelmehl · Meersalz · 1 Ei · ¼ l Schlagsahne · 2 kg Zwetschgen · Butterflocken · Zimt · 1 Päckchen Vanillezucker · Honig

- Fein gemahlenes Mehl, 1 Prise Meersalz, Ei und Schlagsahne gut verkneten. Den Teig auf einem bemehlten Tuch hauchdünn ausrollen. Die Strudel mit entkernten Zwetschgen belegen, Zimt und Vanillezucker darüber geben, mit Butterflocken besetzen und Honig beträufeln. Die Strudel mithilfe des Tuches aufrollen und im Heißluftherd bei 160 °C 50 Minuten backen.

Info

Beim Kauf von Vanillezucker darauf achten, dass es sich um Naturvanille handelt. Die meisten Vanillezucker enthalten keine echte Vanille mehr, sondern dem Zucker werden künstliche Aromastoffe zugesetzt.

Zwetschgenkompott

Zutaten

1 kg Zwetschgen · 125 g Zucker · ⅛ l Wasser

- Die entkernten Zwetschgen in die kochende Wasser-Zucker-Mischung geben und weich dünsten. Die Zwetschgen in eine Glasschüssel füllen, den Saft einkochen und heiß darüber gießen.

Abendessen

Käsesalat mit Paprika

Zutaten

250 g Sauermilchkäse (Handkäse) · 1 rote oder grüne Paprikaschote · 1 Zwiebel · 2 kleine milchsaure Gurken oder 3 Tomaten · 2 EL Obstessig · 2 EL Wasser · 2 EL kalt gepresstes Öl · 1 Messerspitze Pfeffer · ½ TL Kümmel · 1 EL Schnittlauch

- Käse, Paprikaschoten, Zwiebel und Gurken oder Tomaten würfeln. Obstessig, Wasser und Öl verrühren, mit Pfeffer und Kümmel würzen. Die Salatsoße über den Salat geben und das Ganze 30 Minuten kühl stellen.
- Den Salat mit fein geschnittenem Schnittlauch bestreut auf Salatblättern, in ausgehöhlten Tomaten oder Paprikaschoten servieren.

Sardinenaufstrich mit Kapern, Ei und Butter

Zutaten

1 Dose Ölsardinen · 1 hart gekochtes Ei · Vollmeersalz · getrockneter Majoran · Kapern · Pfeffer · 125 g Butter

- Öl von den Sardinen abgießen und die Sardinen mit einer Gabel zerkleinern. Ei klein schneiden und mit den Sardinen vermischen. Majoran, Kapern, Salz und Pfeffer nach Geschmack dazugeben und mit so viel Butter verrühren, bis ein weicher Aufstrich entstanden ist.

Calcium phosphoricum Nr. 2

Was bewirkt der Mineralstoff im Körper?

- Dieser Mineralstoff ist am Eiweißaufbau beteiligt.
- Calcium phosphoricum Nr. 2 ist das wichtigste Mittel für die Knochensynthese. Außerdem ist der Mineralstoff für den Aufbau des Blutes sowie der Zellen zuständig – im weitesten Sinne für die „Fülle".
- Er ist der Betriebsstoff für die willkürliche Muskulatur.

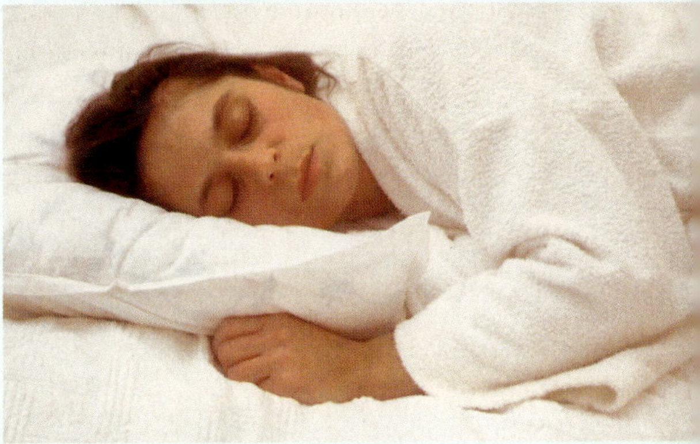

▲ Schlafstörungen können auf einen Mangel an Calcium phosphoricum Nr. 2 hinweisen.

Wie macht sich ein Mangel bemerkbar?

Blutarmut, Schlafstörungen, zu schneller Pulsschlag, Muskelkrämpfe, Taubheitskribbeln, Wetterempfindlichkeit, sehr schneller Schweißausbruch, Nasenbluten, bellender Husten (vor allem bei Kindern), Nervosität, Überanstrengungskopfschmerz, Eiweißallergie, Osteoporose, Eiweißdickleibigkeit, Wachstumsschmerzen.

Ein Mangel an Calcium phosphoricum Nr. 2 führt zu einem Überschuss an Eiweiß im Bindegewebe.

Hinweis

Osteoporose ist ein sehr komplexes Problemfeld, bei dem ein einziger therapeutischer Ansatz nicht ausreicht. Deshalb empfehlen wir, einen ausgebildeten Mineralstoffberater aufzusuchen.

Ergänzung auf der Makroebene

Calcium phosphoricum Nr. 2 wird im Makrobereich am besten durch ein kombiniertes Kalzium- und Vitamin-D-Präparat ergänzt, wenn eine ausreichende Aufnahme über die Nahrung nicht möglich ist. Bei Kindern, deren zweite Zähne durchsichtig wie Glas sind, ist ein solches Kalziumpräparat dringend geboten. Bei weißen Flecken auf den Zähnen sollte zusätzlich zum Schüßler-Mineralstoff Calcium phosphoricum Nr. 2 und einem Kombipräparat aus Kalzium und Vitamin D auch Zincum chloratum Nr. 21 eingenommen werden.

Auch bei einer starken Osteoporose ist es zu wenig, die Mineralstoffe nach Dr. Schüßler zu nehmen oder zu glauben, das könne über eine vollwertige Ernährung ausgeglichen werden. Ein grobstoffliches Kalziumpräparat ist dann vonnöten.

Phosphorverbindungen sind im Gewebe die wichtigsten Energieüberträger (siehe Kalium phosphoricum Nr. 5, Seite 92).

- Ein starkes Verlangen nach bestimmten Lebensmitteln weist oft auf einen Mineralstoffmangel hin. So kann ein besonderes Bedürfnis nach Essig einen Mangel an Calcium phosphoricum Nr. 2 und Natrium chloratum Nr. 8 anzeigen. Bei starkem Verlangen nach Fisch sollte an Calcium phosphoricum Nr. 2 und Kalium jodatum Nr. 15 gedacht werden; nach Fleisch an Calcium phosphoricum Nr. 2, Natrium chloratum Nr. 8 und Natrium phosphoricum Nr. 9. Möchte jemand stark gewürzte Speisen, kann dies auf ein Zuwenig an Calcium phosphoricum Nr. 2 und Natrium chloratum Nr. 8 hindeuten.

Lebensmittelempfehlungen

Kalzium: siehe Calcium fluoratum Nr. 1, Seite 70.

Makrobereich

- **Phosphor in Lebensmitteln:** Bohnen, Edamer Käse, Emmentaler Käse, Erbsen, Hefe, Knäckebrot, Linsen, Nüsse, Parmesan, Schmelzkäse, Sellerie, Sojabohnen, Weizenkeime, Weizenvollkornbrot.

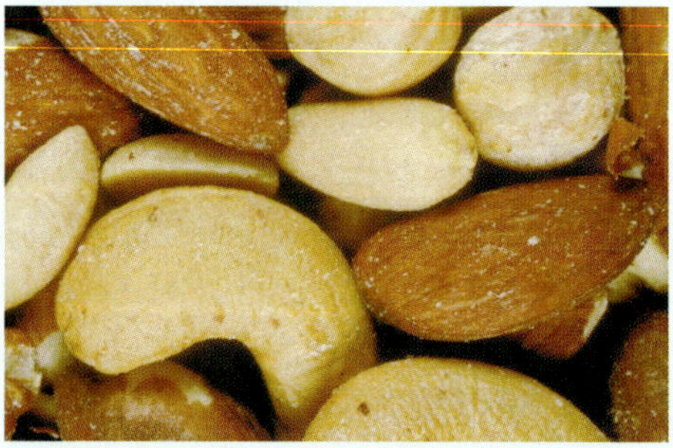

▲ Nüsse – nicht nur lecker, sondern auch reich an Phosphor.

Mikrobereich

- **Phosphor in Tee und Bädern:** Birkenblätter, Bitterklee, Eisenkraut, Frauendistel, Hagebutte, Heidelbeerblätter, Holunderblüten, Huflattich, Isländisches Moos, Kamille, Lavendel, Löwenzahn, Melisse, Pfingstrose, Ringelblume, Rosmarin, Schafgarbe, Spitzwegerich, Waldmeister, Walnussblätter, Weißdorn, Wermut, Zinnkraut.
- **Phosphor in Gewürzkräutern:** Anis, Bohnenkraut, Knoblauch, Majoran,

Muskatnuss, Pfefferkörner, Rosmarin, Schnittlauch, Senfkörner, Thymian, Zwiebel.

- **Phosphor in Gemüse und Salat:** Blumenkohl, Bohnen, Feldsalat, Gurke, Kartoffeln, Kohlrabi, Kopfsalat, Lauch, Karotte, Rettich, Rote Bete, Sellerie.
- **Phosphor in Obst:** Apfel, Apfelsine, Birne, Erdbeere, Himbeere, schwarze Johannisbeere, Pfirsich, Sauerkirsche, Trauben, Zitrone.

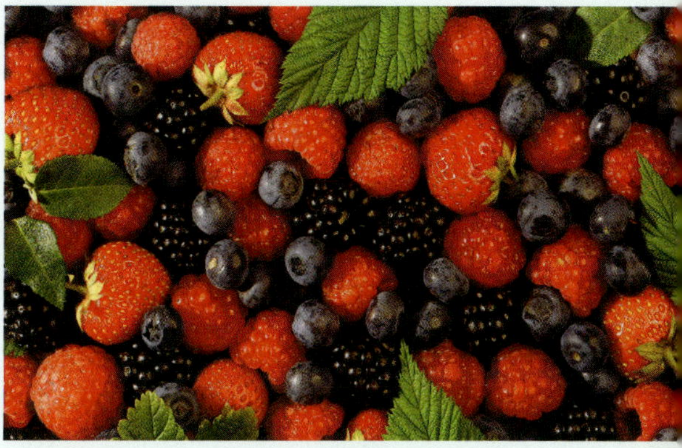

▲ Beeren – lecker und phosphathaltig.

Rezepte bei Kalzium- und Phosphormangel

Frühstück

Stoffwechseltee Adler Pharma®

- Alle Mineralstoffe sind zu beziehen bei dem Arzneimittelgroßhändler Adler Pharma®, der spezialisiert ist auf die Biochemie nach Dr. Schüßler. Eine umfangreiche Informationspalette finden Sie auf der Homepage der Adler Pharma®:
  www.schuessler-mineralstoffe.at
  Telefon: 0043/(0) 65 42/55 04 4
  Fax: 0043/ (0) 65 42/55 04 44

Warmes Dinkelmüsli

Zutaten (pro Person)

1 EL Dinkelmehl · ½–1 Tasse Wasser · 1 TL Ahornsirup · 2 TL kalt gepresstes Sonnenblumenöl · 1 TL geriebene Walnüsse oder Haselnüsse · 1 TL Sonnenblumenkerne · 1 TL Rosinen · 1 mittlerer bis großer Apfel · 1–2 EL Sahne

- Das Dinkelmehl mit dem Wasser zu einem dicken Brei kochen, dabei gut umrühren. Die restlichen Zutaten zugeben und zum Schluss den Apfel grob hineinreiben. Verfeinert wird das Müsli durch Zugabe der Sahne.

Mittagessen

Kartoffelauflauf

Zutaten

1 kg Kartoffeln · 300 g gedünsteter Blattspinat oder Brennnesseln · Butter zum Ausfetten der Auflaufform und zum Würzen · 2 EL Weizenvollkornmehl · ½ l kaltes Wasser · 1 Lorbeerblatt · Gemüsesuppenextrakt · Muskat · ¼ l Sauerrahm · ⅛ l Schlagsahne · 2 Eigelb · 1-2 Knoblauchzehen · 1 TL Tamari (Sojasoße) · 250 g Emmentaler Käse

- Die Kartoffeln kochen und schälen, in ½ cm dicke Scheiben schneiden. In eine gefettete Auflaufform abwechselnd 1 Lage Kartoffeln und 1 Lage gedünsteten Spinat bzw. Brennnesseln geben. Jeweils mit Butter, zerdrücktem Knoblauch, Muskat und Suppenextrakt würzen. Zuoberst Kartoffeln schichten.
- Für die Soße das Weizenvollkornmehl ohne Fett anrösten, mit dem Wasser aufgießen und zusammen mit dem Lorbeerblatt aufkochen. Suppenextrakt, Muskat, Sauerrahm, Schlagsahne und die Eigelbe darunterrühren, mit Sojasoße würzen. Ca. $^{2}/_{3}$ der Soße über den Kartoffelauflauf gießen und 15 Minuten bei 200 °C backen.
- Den in Würfeln geschnittenen Käse und die restliche Soße über den Auflauf geben und nochmals 10 Minuten überbacken.

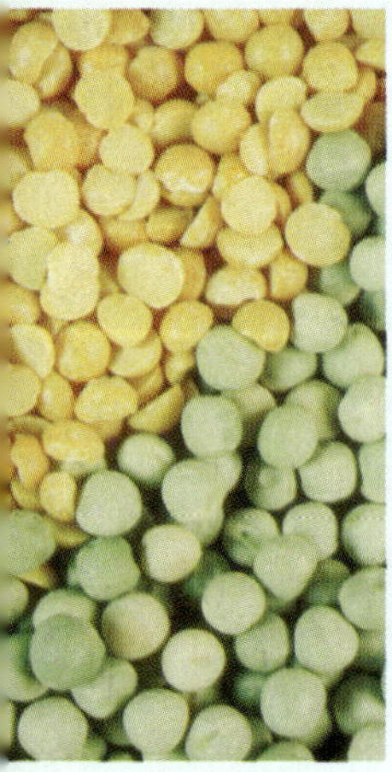

Linseneintopf

Zutaten

500 g Linsen · ca. ½ l Wasser · 1 Lorbeerblatt · Gemüsesuppenextrakt · 1 gehäufter EL Weizenvollkornmehl · Vollmeersalz · 1 EL Senf · Obstessig

- Die Linsen 2–3 Stunden im Wasser einweichen und dann mit Suppenextrakt und Lorbeerblatt ca. 45 Minuten weich kochen. Weizenvollkornmehl mit etwas Wasser vermengen, unter die Suppe rühren und 1 Minute aufkochen lassen. Nun mit Vollmeersalz, Senf und, je nach Geschmack, Obstessig pikant würzen.
- Dazu reicht man Kartoffeln oder Semmelknödel und nach Belieben Sojawürstchen.

Abendessen

Gemüsecremesuppe

Zutaten

1 Zwiebel · 1 l Wasser · 3 Kartoffeln · 1 Stange Lauch (Porree) · 1 Karotte · 1 Petersilienwurzel · 1 Scheibe Sellerie · Kümmel · 1½ Lorbeerblatt · Brennnesselspitzen · Vollmeersalz · Miso oder etwas Tamari (Sojasoße) · Gemüsesuppenextrakt · Sahne · Majoran · gehackte Petersilie

- Die geschnittene Zwiebel ohne Fett anrösten und mit Wasser aufgießen. Kartoffeln in Scheiben, Lauch, Karotte, Petersilienwurzel und Sellerie klein schneiden und dazugeben, mit Kümmel und Lorbeerblatt 20 Minuten kochen. Dann einige Brennnesselspitzen dazugeben, mit Vollmeersalz, Miso oder Sojasoße, Suppenextrakt, Sahne und Majoran würzen und alles mischen. Vor dem Servieren mit Petersilie bestreuen.

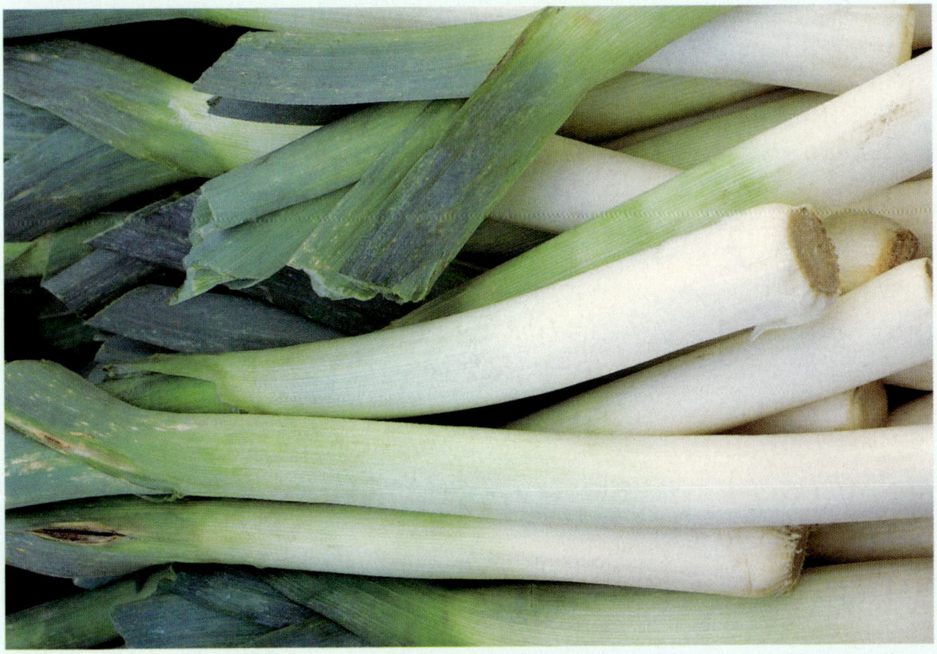

Ferrum phosphoricum Nr. 3

Was bewirkt der Mineralstoff im Körper?

- Er bindet den Sauerstoff in den roten Blutkörperchen, wodurch dieser bis zu den Zellen gelangen kann.
- Er ist ein wichtiges Transportmittel im Körper.
- Der Mineralstoff ist für den Energiehaushalt von großer Bedeutung.
- Er wird bei Entzündungen und als Erste-Hilfe-Mittel eingesetzt.
- Er ist das Mittel für leichtes Fieber bis 38,5 °C.
- Er ist das Mittel für das erste Stadium einer Krankheit.
- Vorbeugend eingenommen stärkt der Mineralstoff die Abwehrkräfte.
- Es ist in der Biochemie nach Dr. Schüßler ein wichtiges Antioxidans.
- Er beugt Muskelkater vor.

Wie macht sich ein Mangel bemerkbar?

Entzündungen, leichtes Fieber (bis 38,5 °C), Angina, alle infektiösen Krankheiten im Anfangsstadium, Ohrenschmerzen, Mittelohrentzündung, Rauschen im Ohr, pulsierendes Pochen (Kopfschmerzen), klopfende, pulsierende, pochende oder bei Bewegung stärker werdende Schmerzen, mangelnde Konzentrationsfähigkeit, Sonnenunverträglichkeit, Durchfall oder Verstopfung.

Ein starkes Verlangen nach Kaffee, Leber und Leberaufstrichen kann auf einen Mangel an Ferrum phophoricum Nr. 3 hindeuten.

Hinweis

Schwarzer Tee, Kaffee und Theobromin (Kakao) verstärken einen Mangel, weil sie viel Ferrum phosphoricum verbrauchen. Zusätzlich wirken schwarzer Tee und Kaffee belastend durch freie Radikale, aber auch durch die Röst- und Verbrennungsstoffe.

Ergänzung auf der Makroebene

Im Makrobereich muss an ein Eisenpräparat gedacht werden. Zusätzlich kann auch Kupfer ergänzt werden. Eine gute Ernährung kann viel bewirken, der psychosomatische Bereich spielt aber auch eine nicht zu vernachlässigende Rolle! Für die Aufnahme von Eisen sind nicht nur Ruhe, Erholung und Entspannung wichtig, sondern unter Umständen sind weitere Mineralstoffe von Bedeutung: Manganum sulfuricum Nr. 17 und Cuprum arsenicosum Nr. 19. Mangan und

Eisen kommen auch in Lebensmitteln meist zusammen vor.

Die Eisenaufnahme wird gehemmt durch:

- Phytate (in Randschichten des Getreides)
- Oxalsäure (in Spinat)
- Tannine (in Kaffee, schwarzem Tee, Rotwein)
- Alginate (in Pudding)
- Speiseeis
- zu wenig Magensäure

- Durch die Einnahme von 200 mg Vitamin C kann die Eisenaufnahme auf das Fünffache gesteigert werden.

Lebensmittelempfehlungen Makrobereich

- **Eisen in Getreide:** Buchweizen, Dinkel, Hafer, Haferflocken, Hirse, Hirseflocken.
- **Eisen in Lebensmitteln:** Amarant, getrocknete Bierhefe, Bohnen, Brennnesseln, Eigelb, Fleisch, Garnelen, Jakobsmuscheln, Leber, Leberwurst, Leinsamen, Linsen, getrocknete Pfirsiche, Salzhering, Sesamsamen, Sojabohnen, Sonnenblumenkerne, Spinat, Steinpilze, Weizenkeime.

Mikrobereich

- **Eisen in Tee und Bädern:** Borretsch, Eisenkraut, Fenchel, Hagebutte, Holunderblüten, Isländisches Moos, Kamille, Lavendel, Löwenzahn, Ringelblume, Rosmarin, Schafgarbe, Spitzwegerich, Tausendgüldenkraut, Wacholderbeeren, Waldmeister, Wermut.
- **Eisen in Gewürzkräutern:** Anis, Bohnenkraut, Borretsch, Fenchel, Kümmel, Liebstöckel, Majoran, Muskatnuss, Petersilie, Pfefferkörner, Senfkörner, Thymian.
- **Eisen in Gemüse und Salat:** Blumenkohl, grüne Bohnen, Erbsen, Feldsalat, Gurke, Kohlrabi, Kopfsalat, Lauch, Karotte, Petersilie, Rettich, Rosenkohl, Rote Bete, Schnittlauch, Sojabohne, Spinat, Tomate, Weißkohl.
- **Eisen in Obst:** Apfel, Apfelsine, Birne, Datteln, Erdbeere, Himbeere, schwarze Johannisbeere, Pfirsich, Pflaume, Sauerkirsche.

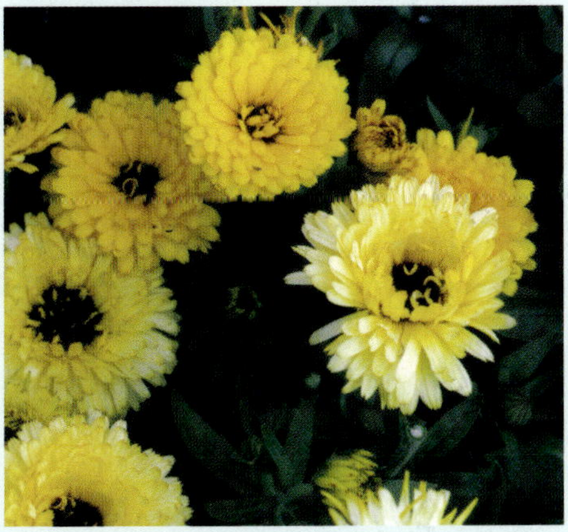

▲ Auch Ringelblumen – für Tee oder Bäder – enthalten Eisen.

Phosphor: siehe Calcium phosphoricum Nr. 2, Seite 77.

Rezepte bei Eisen- und Phosphormangel

Frühstück

- 1 Tasse Lindenblütentee, 1 weiches Ei, 1 Scheibe Vollkornbrot mit Leberaufstrich, evtl. mit Butter.

Mittagessen

Karottenrohkost

Zutaten

400 g Karotten · 2 EL kalt gepresstes Öl · 2 EL Gomasio (Sesamsamen mit Vollmeersalz) · 50 g Cashewnüsse

- Die Karotten gut bürsten oder schälen, fein reiben und mit dem Öl vermengen. Mit Gomasio würzen und den gehackten Cashewnüssen bestreuen.

Fränkischer Bohnentopf

Zutaten

500 g grüne Bohnen · 400 g Kartoffeln · 250 g Karotten · 75 g Zwiebeln · 2 Knoblauchzehen · 1½ l Wasser · Gemüsesuppenextrakt · Vollmeersalz · 40 g Weizenvollkornmehl · 3 EL Sojasoße · 2 EL frisches Bohnenkraut · 20 g Butter

- Bohnen fein schneiden, Kartoffeln, Knoblauch und Zwiebeln würfeln, Karotten in Scheiben schneiden. Das Gemüse mit Vollmeersalz und Suppenextrakt ca. 30 Minuten lang kochen.
- Frisch gemahlenes Weizenvollkornmehl mit etwas Wasser verrühren, dazugeben und kurz aufkochen lassen. Mit Sojasoße und fein geschnittenem Bohnenkraut würzen. Butter in der Suppe zerlassen.

Bunter Kopfsalat

Zutaten

Kopf- und Eisbergsalat · Paprikaschoten · Gurken · Kresse · Radieschen · Tomaten · Feldsalat · Chicorée · 1 EL Kapern · Salatölmischung aus 1 Teil Olivenöl, 3 Teile Distelöl und 1 Teil Sojaöl

Kopf- und Eisbergsalat waschen, putzen und klein schneiden. Mit dem zerkleinerten Gemüse mischen, die Salatölmischung darüber geben und mit Kapern bestreuen.

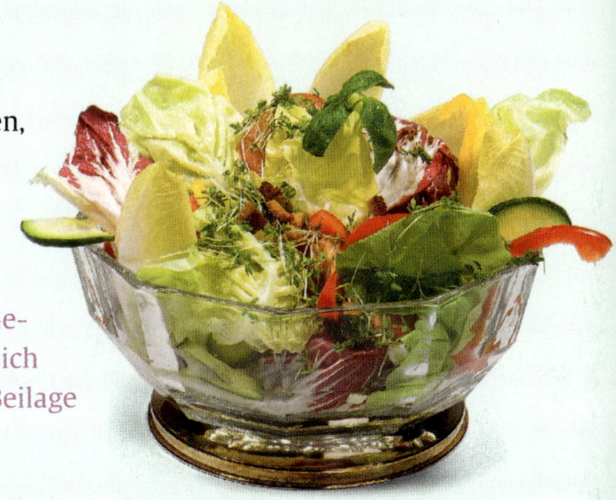

Tipp

Kopf- und Eisbergsalat kann man mit vielerlei Gemüse- und Salatsorten mischen. Dadurch lässt sich schnell eine abwechslungsreiche und gesunde Beilage zaubern.

Pfifferlinge im Reisrand

Zutaten

250 g Basmatireis · 500–625 ml Fleischbrühe · 30 g Butter · 500 g Pfifferlinge · 40 g Butter · 1 Zwiebel · Salz · Pfeffer · Petersilie · ⅛ l Sahne · 1 EL Mehl

- Für den Reisrand den gewaschenen Reis in die kochende Brühe einstreuen und Butter dazugeben. Zugedeckt 20–25 Minuten weich dünsten, ohne umzurühren.
- Pfifferlinge putzen, waschen und fein schneiden. Mit der fein gewiegten Zwiebel in heißer Butter andünsten, mit Salz und Pfeffer würzen und etwa 20 Minuten weich dünsten. Mehl mit der Sahne glatt rühren und zu den Pilzen geben. Weitere 5 Minuten kochen.
- Den gedünsteten Reis in eine gebutterte Reisrandform füllen und andrücken. Im Wasserbad oder über Dampf 5 Minuten ziehen lassen. Auf eine vorgewärmte Platte stürzen. Pfifferlinge im Reisrand anrichten und mit Petersilie bestreuen.

Pilzgulasch

Zutaten

500 g Pfifferlinge · 50 g Fett · 1 große Zwiebel · ½ Knoblauchzehe · ½ TL Rosenpaprika · 1 TL Tomatenmark · 1 Prise fein gewiegter Kümmel · Salz · 1 EL Mehl · ca. ⅛ l Fleischbrühe · 2 EL Sauerrahm

- Pilze reinigen, waschen und abtropfen lassen. Die fein gehackte Zwiebel und zerdrückte Knoblauchzehe in heißem Fett andünsten. Mit Paprika, Tomatenmark und Kümmel würzen. Die unzerteilten Pfifferlinge dazugeben, salzen und etwa 15 Minuten im eigenen Saft dünsten. Bei Bedarf etwas Fleischbrühe zugießen. Zum Binden Mehl mit Wasser anrühren und zusammen mit dem Sauerrahm zugeben.
- Als Beilage eignen sich Salzkartoffeln oder Brot.

Hirsenachtisch

Zutaten

150 g Hirse · ¼ l Wasser · ¼ l Milch · Kürbiskerne · Sahne nach Wunsch
2 Äpfel · Saft von 1 bis 2 Orangen · 2 Bananen · 1–2 EL Ahornsirup

- Wasser und Milch zum Kochen bringen. Die gewaschene Hirse einstreuen, aufkochen und 30 Minuten zugedeckt quellen lassen. In Glasschalen verteilen und mit Kürbiskernen und evtl. geschlagener Sahne verzieren.
- Für die Fruchtsoße die Äpfel reiben und mit Orangensaft vermischen. Die zerdrückten Bananen unterrühren und mit Ahornsirup abschmecken.

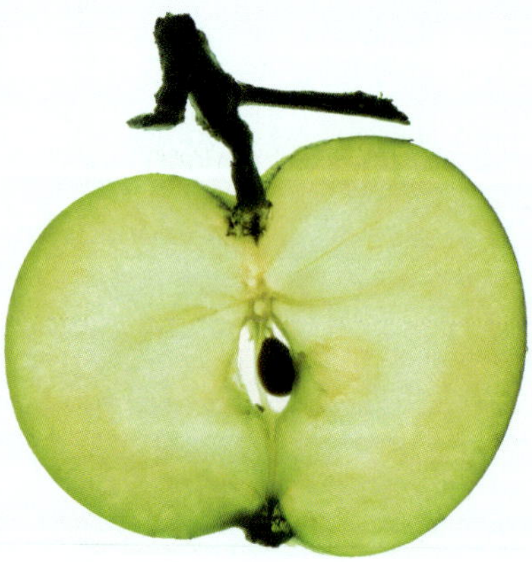

Abendessen

Heringssalat mit Eiern

Zutaten

3 Salzheringe · 2 Essiggurken · 1 Apfel · 5 hart gekochte Eier · 1 Zwiebel · 125 g Senfmayonnaise · 2 EL Joghurt

- Die geputzten und gewässerten Salzheringe sowie Essiggurken, Apfel, Eier und Zwiebel in kleine Würfel schneiden und miteinander vermischen. Senfmayonnaise und Joghurt dazugeben und einige Stunden kalt stellen.
- Brot und Butter dazu reichen.

Herzhafte Hafercremesuppe

Zutaten

4 EL Hafer oder Haferflocken · 1 l Wasser · 1 Knoblauchzehe · Gemüsesuppenextrakt · 1–2 EL Sahne · 2 EL Petersilie

- Fein gemahlener Hafer oder Haferflocken ohne Fett kurz anrösten, mit dem Wasser aufgießen und aufkochen lassen. Mit Knoblauch, Suppenextrakt, Sahne und Petersilie würzen.

Süße Hafercremesuppe

Zutaten

4 EL Hafer · 200 ml Wasser · 200 ml Milch · Zimt · Vanillezucker · Salz · Ahornsirup · Butter · Äpfel oder Beerenobst nach Wunsch

- Hafer schroten, mit Wasser und Milch langsam köcheln, bis der Hafer weich gekocht ist. Wenn nötig, immer wieder Milch und Wasser nachgießen. Mit Salz, Zimt und Vanillezucker abschmecken, mit Ahornsirup süßen und zuletzt ein wenig Butter dazugeben. Es entsteht ein dicklicher Haferbrei.
- In vier Schalen Obst anrichten, evtl. mit ein wenig Ahornsirup süßen und den Haferbrei darauf verteilen. Lauwarm oder kalt mit Früchten verziert servieren.

Kalium chloratum Nr. 4

Was bewirkt der Mineralstoff im Körper?

- Kalium chloratum Nr. 4 bildet den Faserstoff, indem die Eiweißmoleküle, die durch Calcium phosphoricum Nr. 2 gebildet wurden, zu Fasern zusammengebaut werden.
- Er ist ein bedeutender Betriebsstoff für den Bindegewebsaufbau und die Drüsen.
- Er bindet chemische Gifte.
- Er ist das Mittel für das zweite Stadium einer Krankheit, wenn die Gefahr besteht, dass sie sich im Körper festsetzt.
- Er unterstützt die Vor- und Nachsorge bei Impfungen.

Wie macht sich ein Mangel bemerkbar?

Blutverdickung, Schwerhörigkeit, schlechter Bindegewebsaufbau, Neigung zu Übergewicht, Drüsenschwellungen, schleimiger Husten, Bronchitis, weißer Zungenbelag, weiche Schwellungen, weißer Schleim, fadenziehender Speichel, Couperose, Besenreiser.

Ein starkes Verlangen nach Milch deutet auf einen Mangel an Calcium phosphoricum Nr. 2 und/oder Kalium chloratum Nr. 4 hin.

Ergänzung auf der Makroebene

Vor der Einnahme von Präparaten steht die Suche nach Faktoren – und deren Meiden oder Verringern –, die einen Mangel hervorgerufen haben könnten. Besonders Milchprodukte, Alkohol und elektromagnetische Störfelder verbrauchen sehr viel Kalium chloratum Nr. 4. Für das Bindegewebe ist auf der Makroebene eine ausreichende Vitamin-C-Versorgung mit wichtig, die über die Ernährung abgedeckt werden kann. Außerdem ist das Spurenelement Kupfer am Kollagen- und Elastinaufbau beteiligt und muss bei einem schwachen Bindegewebe mitbedacht werden. In der Biochemie nach Dr. Schüßler wird Kupfer mit Cuprum arsenicosum Nr. 19 aufgenommen.

Stehen die Blutverdickung und das Arterioskleroserisiko im Vordergrund, ist es empfehlenswert, zusätzlich Folsäure in Kombination mit Vitamin B_6 und Vitamin B_{12} einzunehmen.

Lebensmittelempfehlungen Makrobereich

- **Kalium in Lebensmitteln:** getrocknete Äpfel, Aprikose, Avocado, Bierhefe, Buchweizenvollkornmehl, Edelkastanien, Erdnüsse, getrocknete Feigen, Hülsenfrüchte, Kartoffeln, Karotten, Quinoha, Paranüsse, Pfifferlinge, Roggenvollkornmehl, Sojaprodukte, Spinat, geräucherte Sprotten, Steinpilze, Tomatenmark, Weizenkeime.

Mikrobereich

- **Kalium in Tee und Bädern:** Arnika, Augentrost, Baldrian, Birkenblätter, Borretsch, Enzian, Fenchel, Gundelrebe, Hirtentäschel, Huflattich, Isländisches Moos, Löwenzahn, Malve, Mistel, Pfefferminze, Schafgarbe, Tausendgüldenkraut, Walnussblätter, Weidenrinde, Wermut, Zinnkraut.
- **Kalium in Gewürzkräutern:** Borretsch, Majoran, Petersilie, Zwiebel.
- **Kalium in Gemüse und Salat:** Blattspinat, Bohnen, Brennnesseln, Gurke, Kartoffeln, Kohlrabi, Kopfsalat, Lauch, Karotte, Paprikaschoten, Rettich, Sojabohne.
- **Kalium in Obst:** Apfel, Apfelsine, Birne, Erdbeere, Himbeere, Pflaume, Sauerkirsche, Trauben, Zitrone.

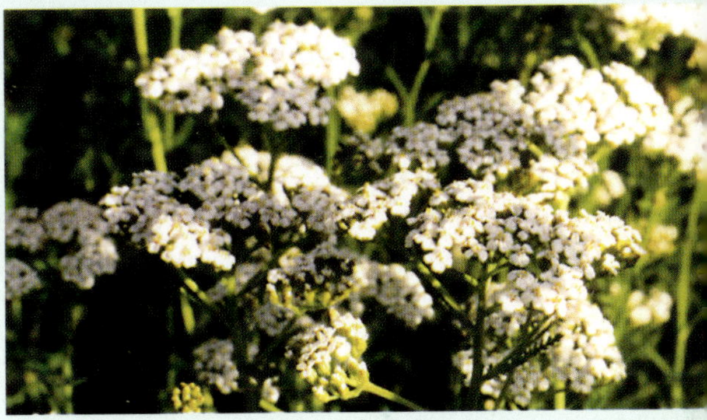

▲ Die Schafgarbe bringt Kalium in Tee und Bäder.

- **Chlorid in Lebensmitteln:** Blutwurst, Camembert, Edamer Käse, Frankfurter Würstchen (Wiener), Hering, Kartoffelkroketten, Lachs, Matjes, Ölsardinen, Salami, Salzgurken.
- **Chlorid in Tee und Bädern:** Angelikawurzel, Frauendistel, Raute, Spitzwegerich, Walnussblätter, Wermut.
- **Chlorid in Gewürzkräutern:** Basilikum, Knoblauch, Pfefferkörner, Senfkörner.
- **Chlorid in Gemüse und Salat:** Gurke, Kopfsalat, Paprikaschoten, Rettich, Rotkohl.
- **Chlorid in Obst:** Apfel.

Rezepte bei Kalium- und Chloridmangel

Frühstück

- Stoffwechseltee Adler Pharma, 1 Vollkornbrot mit Paprikaschoten, Gurke und Frischkäse.

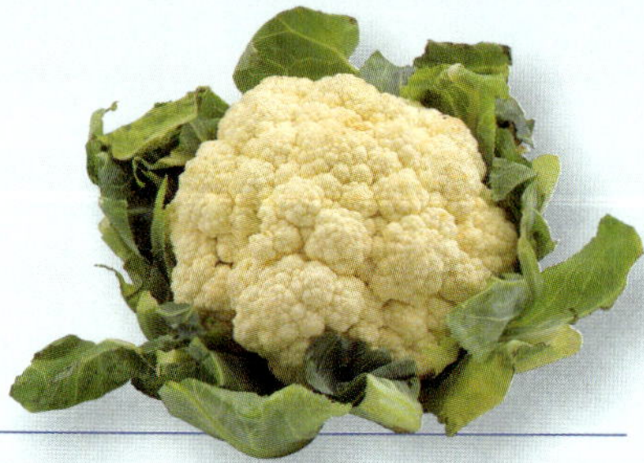

Mittagessen

Blumenkohl „Royale“

Zutaten

150 g Naturreis · 750 ml Wasser · Vollmeersalz · Suppenextrakt · 100 g Sojafleisch nach Hackfleischart oder faschiertes Fleisch · 1 Zwiebel · 1 Knoblauchzehe · 1 TL Oregano oder Thymian · Öl zum Ausfetten der Form · 1 großer Blumenkohl · 1 Dose Tomatenmark (165 g) · 100 g geriebener Gouda · 1 Bund Petersilie oder Schnittlauch

- Den Reis waschen, in 375 ml mit Vollmeersalz und Suppenextrakt gewürztem Wasser bei kleiner Hitze ca. 40 Minuten kochen. Anschließend noch 20 Minuten quellen lassen.
- Sojafleisch mit Gemüsebrühe würzen und mit 250 ml lauwarmem Wasser ca. 15 Minuten halb gar dünsten.
- Zwiebel und Knoblauchzehe sehr fein schneiden und andünsten. Reis und Soja- oder Hackfleisch dazugeben und kurz mitdünsten. Mit Oregano oder Thymian würzen. Das Gemisch in eine gefettete runde Auflaufform geben und den Blumenkohl in die Mitte setzen. Tomatenmark mit 125 ml Wasser verrühren und Blumenkohl und Fleisch damit übergießen. Den geriebenen Käse darüber streuen und bei 225 °C auf der mittleren Schiene des Backofens ca. 30 Minuten backen.
- Zum Schluss mit gehackter Petersilie oder Schnittlauch bestreuen.

Abendessen

Käsesalat mit Paprika, siehe Calcium fluoratum Nr. 1, Seite 70.

Apfel crumble

Zutaten

150 g Butter · 150 g Birnensüßsaft · Vollmeersalz · 300 g Weizen · 1 kg Äpfel · Öl zum Ausfetten der Form

- Aus Butter, Birnensüßsaft, 1 Prise Vollmeersalz und dem grob geschroteten Weizen einen Bröselteig kneten. Äpfel klein schneiden und in eine gut gefettete runde Form füllen. Den Bröselteig darüber geben und 40–45 Minuten bei 200 °C backen.

Apfelpfannkuchen

Zutaten

250 g Weizenvollkornmehl · 2–3 Eier · ½ l Milch (oder ¼ l Sahne und ¼ l Wasser gemischt) · 3 Äpfel · ½ TL Vollmeersalz · Öl zum Ausbacken

- Mehl, Eigelb, Salz und Milch verquirlen. Eiweiß steif schlagen und unterheben. Äpfel mit der Schale grob raspeln oder in dünne Scheiben schneiden und unter den Teig ziehen. In wenig Öl in der Pfanne goldgelb backen.
- Dazu passt Obstsalat aus Äpfeln, Birnen, Bananen oder Apfelmus.

Brötchen für besonders Eilige

Zutaten

325 ml Milch · ca. 100 g Butter · 450 g Weizenvollkornmehl · 50 g Weizenschrot · 1 Handvoll gemahlene Nüsse · 1 TL Vollmeersalz · 40 g Frischhefe oder 1 Päckchen Trockenhefe

- Mit Handmixer oder Küchenmaschine alle Zutaten so lange kneten, bis sich der Teig von der Schüssel löst. Sofort mit einem Löffel Häufchen auf ein gefettetes oder mit Backpapier ausgelegtes Backblech setzen und an einem warmen Ort zugedeckt ca. 20–30 Minuten gehen lassen.
- Dann auf der mittleren Schiene des Backofens 25–35 Minuten bei ca. 200 °C im vorgeheizten Ofen backen.

Info

1 kg Weizenvollkornmehl enthält 4730 mg Kalzium!

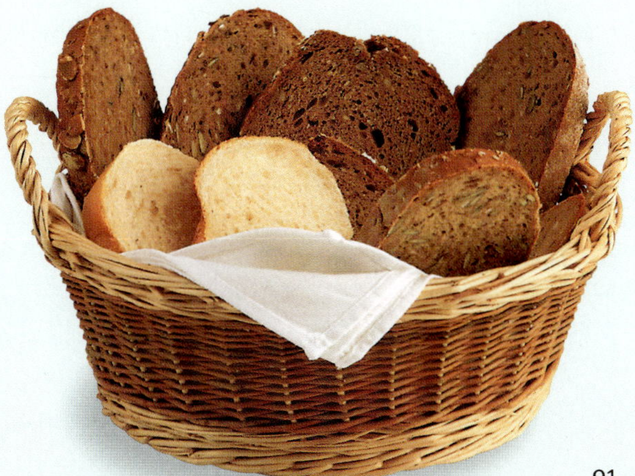

Kalium phosphoricum Nr. 5

Was bewirkt der Mineralstoff im Körper?

- Er baut mithilfe von Natrium chloratum Nr. 8 Gewebe auf.
- Er wirkt bei hohem Fieber über 38,5 °C.
- Der Mineralstoff baut Lezithin auf und ist damit für die Zellmembranen und die Nervensubstanz zuständig.
- Er ist das biochemische Antiseptikum.
- Phosphorverbindungen sind im Gewebe die wichtigsten Energieüberträger und wichtig für den intrazellulären Stoffwechsel. Deshalb ist Kalium phosphoricum Nr. 5 das Generalmittel für die Bereitstellung von Energie bei allen seelischen und körperlichen Erschöpfungszuständen. Kurz gesagt: Kalium phosphoricum Nr. 5 ist für Leistung und Einsatz im Leben zuständig.

Wie macht sich ein Mangel bemerkbar?

Platzangst, Lähmungserscheinungen, schlechte Nerven, Mundgeruch, der nicht vom Zähneputzen verschwindet, Zahnfleischbluten, Zahnfleischschwund, ständiges Hungergefühl (auch nach dem Essen), hohes Fieber (über 38,5 °C), Übelkeit durch Anstrengung, Lernschwäche bei Kindern.

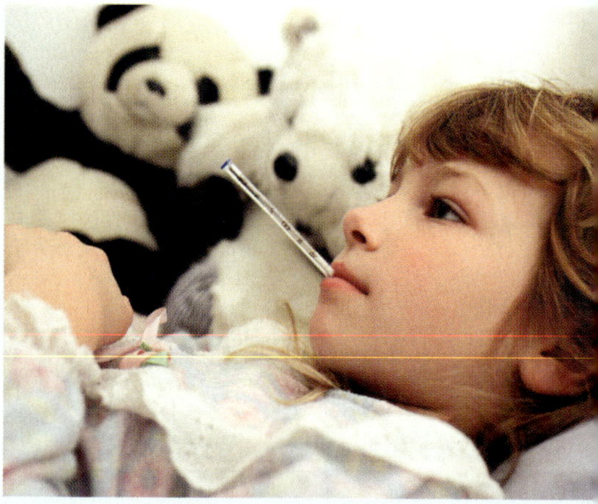

▲ Kalium phosphoricum Nr. 5 hilft auch bei hohem Fieber.

Ein starkes Verlangen nach Nüssen weist auf einen Mangel an Kalium phosphoricum Nr. 5 hin. Ebenso ist ein Bedürfnis nach Einsamkeit, verbunden mit einer gewissen Weltflucht, Zeichen für einem Mangel an Kalium phosphoricum Nr. 5 und Natrium chloratum Nr. 8.

Hinweis

Die essenziellen Fettsäuren sind von besonderer Wichtigkeit für die Nerven. Deshalb sollte die empfohlene Salatölmischung aus 1 Teil Olivenöl, 3 Teilen Distelöl und 1 Teil Sojaöl in den täglichen Speiseplan eingebaut werden.

Ergänzung auf der Makroebene

Phosphor ist Bestandteil des Lezithins. Mithilfe von Kalium phosphoricum Nr. 5 bindet der Organismus den für die Nervensubstanz so bedeutenden Stoff. Nimmt der Betriebsstoffspeicher von Kalium phosphoricum Nr. 5 ab, kann der Organismus nicht mehr ausreichend Lezithin speichern. Das beeinträchtigt die Nerven und das Gehirn. Der Betroffene wird besonders empfindlich. Dann genügt oft schon ein Wort, und der Angesprochene bricht in Tränen aus. In einem solchen Fall reicht die Einnahme von Kalium phosphoricum Nr. 5 nicht aus. Zusätzlich sollte unbedingt ein Lecithinpräparat eingenommen werden, denn Lecithin verstärkt und unterstützt die Wirkung von Kalium phosphoricum Nr. 5. Dann stellt sich der Erfolg unter Umständen in kürzester Zeit ein.

Lebensmittelempfehlungen

Kalium: siehe Kalium chloratum Nr. 4, Seite 88.

Phosphor: siehe Calcium phosphoricum Nr. 2, Seite 77.

Rezepte bei Kalium- und Phosphormangel

Frühstück

- 48-Element-Tee (siehe Seite 72).

- Bei diesem Mineralstoff empfehlen sich frische und ungekochte Speisen, da frische Lebensmittel am meisten Energie besitzen.

Frischkornmüsli

Zutaten (pro Person)

60 g Getreide · ca. ⅛ l Wasser · Obst oder Trockenfrüchte · 1–2 EL Sahne · 1 TL Zitronensaft · einige geriebene Nüsse · Honig

- Das Getreide grob schroten und sofort mit kaltem Leitungswasser zu einem Brei verrühren. Den Brei 5–12 Stunden bei Zimmertemperatur stehen lassen. Die Wassermenge sollte so berechnet sein, dass das gesamte Wasser während des Quellens aufgesogen wird.

- Anschließend frisches Obst, Sahne, Zitronensaft und einige geriebene Nüsse dazugeben. Besonders gut schmeckt ein geriebener Apfel.
- Wenn kein frisches Obst vorhanden ist, können auch eingeweichte Trockenfrüchte verwendet werden. Je nach Geschmack mit etwas Honig süßen. Dafür genügt eine Messerspitze pro Person.

Info

Die Körner erst kurz vor der Zubereitung schroten, denn bei der Lagerung gemahlenen Getreides gehen wertvolle Vitalstoffe verloren.

- Für den Getreidebrei eignen sich Weizen, Roggen, Hafer oder eine Mischung aus verschiedenen Getreidesorten. Es spielt keine Rolle, zu welcher Tageszeit dieser Brei gegessen wird. Meist wird er als Frühstück bevorzugt, da er gut sättigt und bis mittags keinen Hunger aufkommen lässt.

Mittagessen

Waldorfsalat

Zutaten

150 g Magerquark · 4 EL Sahne · 2 EL Sauerrahm · Saft von 1 Zitrone · 1 TL Honig · 3 EL kalt gepresstes Sonnenblumenöl · 300 g Sellerie · 250 g Äpfel · 1 Orange · ¼ frische Ananas · 50 g Walnusskerne

- Quark, Sahne, Sauerrahm, Zitronensaft, Honig und Öl nacheinander zu einer Mayonnaise zusammenrühren. Sellerie schälen und eine Hälfte fein reiben. Die andere Hälfte grob raspeln. Sofort unter die Mayonnaise heben. Äpfel schälen und fein würfeln. Orange schälen und würfeln. Ananas wie einen Apfel vierteln, den Strunk in der Mitte und die Schale herausschneiden und das Fruchtfleisch in feine Streifen schneiden. Walnüsse grob hacken. Alles unter den Sellerie mengen und mit Toast reichen.

Tipp

Bei festlichen Anlässen kann der Salat in einer mit grünen Salatblättern ausgelegten Schale serviert werden.

Kartoffel-Nuss-Krapferl

Zutaten

750 g mehlige Kartoffeln · 1 EL Butter · 3–4 EL Weizen · 2 Eier · Kräutersalz · Muskatblüte · Knoblauchpulver · Koriander · Majoran · 1 Zwiebel · 2 EL Sellerie · 100 g Haselnüsse oder Walnüsse · Öl zum Braten

- Die Kartoffeln kochen, schälen und noch heiß durch die Presse drücken. Dann Butter und fein gemahlenen Weizen sowie die Eier dazugeben und mit Kräutersalz, Muskatblüte, Knoblauchpulver, Koriander und Majoran würzen. Fein geschnittene Zwiebel, geriebenen Sellerie und geriebene Nüsse dazugeben. Alles vermischen und aus dem Teig kleine Laibe formen. Diese in wenig Öl braten oder auf dem Blech backen.

Karotten-Rahmgemüse

Zutaten

1 Zwiebel · 1 Tasse Wasser · 500 g Karotten · 1 EL Dinkel · 1 Tasse Brennnesselspitzen oder Spinat · Gemüsesuppenextrakt · Sahne · Petersilie

- Zwiebel klein schneiden und ohne Fett anrösten. Mit Wasser aufgießen und die klein geschnittenen Karotten dazugeben. 5 Minuten dünsten. Mit dem fein gemahlenen Dinkel binden. Bennnesselspitzen oder Spinat hinzufügen. Suppenextrakt, Sahne und fein geschnittene Petersilie als Würze beifügen.

Nudelauflauf mit Gemüse, Käse und Rahmsoße

Zutaten

250 g Weizenkeimnudeln (Spiralnudeln) · 1 EL Öl · 1 Zwiebel · 1 Karotte · 2 Paprikaschoten · geriebener Käse zu Überbacken · 2 Tomaten · ¼ l Sauerrahm · 2 Eigelb · 100 g gehackte Nüsse · Gemüsesuppenextrakt nach Geschmack

- Spiralnudeln mit wenig Wasser und Öl aufkochen und 7 Minuten ziehen lassen. Die klein geschnittene Zwiebel ohne Fett rösten, in Scheiben geschnittene Karotte dazugeben und das Ganze 3 Minuten dünsten. Dann die in Streifen geschnittene

Paprikaschote darunter mischen. Nudeln und Gemüse abwechselnd in eine gefettete Auflaufform schichten. Obenauf Käse und Tomatenscheiben geben.

- Für die Rahmsoße Sauerrahm, Eigelb, Nüsse und Suppenextrakt vermischen. Über den Auflauf gießen und 20 Minuten bei mittlerer Hitze backen.
- Mit grünem Salat servieren.

Selleriesalat „Astor“

Zutaten

300 g Sellerie · 300 g Äpfel · ½ Ananas · ca. ⅛ l Sahne · ½ TL Vollmeersalz · 1 TL Honig · Saft von 1 Zitrone · ½ TL Salatgewürz · 1 EL gehackter Dill oder Petersilie · ½ Kopfsalat · 8 halbe Walnusskerne

- Für die Salatsoße Sahne mit Vollmeersalz, Honig, Zitronensaft, Salatgewürz und Kräuter verrühren.
- Die Hälfte der Sellerie grob raspeln, die andere Hälfte fein reiben und beides in die Soße geben. Äpfel mit der Schale würfeln. Frische Ananas wie einen Apfel teilen, den Strunk in der Mitte und die Schale entfernen und das Fruchtfleisch klein schneiden. Alles unter die Soße heben.
- Den grünen Salat auf einem Salatteller ausbreiten und den Selleriesalat daraufgeben. Mit Walnusskernen verzieren.

Haferpudding mit Erdbeeren

Zutaten

1½ l Milch · 1 Vanillestange (Vanilleschote) · 3 EL Hafer oder Haferflocken · 3 EL Honig · ½ TL Agar-Agar · 1 Eigelb · Erdbeeren · Schlagsahne

- Milch mit Vanillestange aufkochen. Anschließend Vanillestange entfernen. Fein gemahlenen Hafer oder Haferflocken einstreuen und Honig dazugeben. Agar-Agar mit dem Eigelb in die noch heiße Milch einrühren. In ausgespülte Gläser füllen, erkalten lassen und mit Erdbeeren und Schlagsahne servieren.

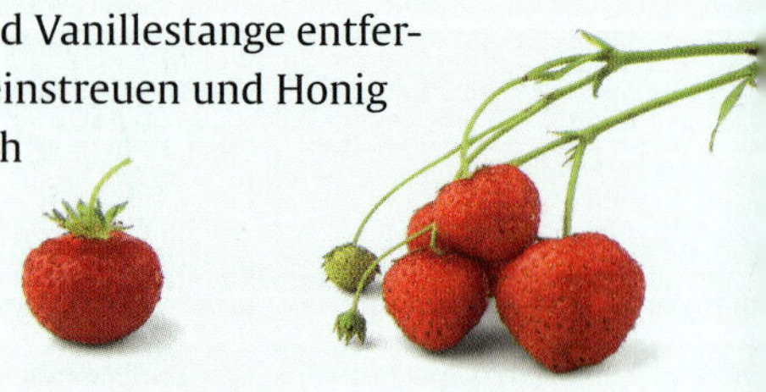

Bananencreme

Zutaten

250 g Magerquark · 2 EL Honig · 1 Päckchen Vanillezucker · ½ Joghurt · 3 reife Bananen · ¼ l Schlagsahne · Saft von 1 Orange · Erdbeeren

- Magerquark, Honig, Vanillezucker und Joghurt glatt rühren. Bananen zerdrücken und dazugeben, mit steif geschlagener Sahne verrühren.
- In Glasschalen verteilen und mit in Orangensaft getränkten Bananenscheiben und Erdbeeren verzieren.

Abendessen

- 48-Elemente-Tee (siehe Seite 72), 1 Scheibe Vollkornbrot mit Butter und Frischkäse, 1 Scheibe Schinken.

Weizenschnitten mit Zwetschgenmus

Zutaten

½ l Milch · 120 g Weizengrieß · Meersalz · Vanillezucker · Zimt · 1 Ei · Öl oder Margarine zum Ausbacken · Zwetschgenmus

- Milch aufkochen und Weizengrieß einstreuen. 1 Prise Meersalz dazugeben und mit etwas Vanillezucker und Zimt abschmecken. Wenn die Masse fest wird, auf ein nasses Brett schütten und erkalten lassen. Den Teig in Streifen schneiden, diese in geschlagenem Ei wälzen und in wenig Öl oder Margarine ausbacken.
- Mit Zwetschgenmus servieren.

Kalium sulfuricum Nr. 6

Was bewirkt der Mineralstoff im Körper?

- Er reguliert die Sauerstoffübermittlung in die Zelle und ist damit ein wichtiger Mineralstoff für die Zellatmung.
- Er ist der Betriebsstoff der Bauchspeicheldrüse und wichtig für die Insulinproduktion.
- Kalium sulfuricum Nr. 6 ist an der Pigmentierung der Haut beteiligt.
- Er ist das Mittel für das dritte Stadium einer Krankheit, wenn sie sich im Körper festgesetzt hat, also chronisch ist.
- Er sorgt dafür, dass Schadstoffe aus den Zellen heraustransportiert werden.
- Es gehört zu den Mineralstoffen nach Dr. Schüßler, die, wie auch Ferrum phosphoricum Nr. 3, antioxidativ wirken.

Wie macht sich ein Mangel bemerkbar?

Lufthunger, Klaustrophobie (Angst vor engen Räumen wegen „Luft"-Mangel, z.B. im Lift, in Seilbahnkabinen oder bei Tunnelfahrten. Es gibt die Angst vor engen Räumen auch aus der Angst vor einer Umklammerung, wobei Calcium phosphoricum Nr. 2 Hilfe bietet.), Schuppen auf der Haut auf klebrigem, gelblichem bis bräunlich-gelblichem Untergrund, Hautkrankheiten, Unverträglichkeit von Feuchtigkeit, Asthma, Pigmentflecken, Muttermale, Muskelkater, Schuppenflechte, Neurodermitis, Darmpilz, Völlegefühl nach dem Essen, Übelkeit durch Aufregung, Probleme mit der Bauchspeicheldrüse.

Wer regelrecht „süchtig" nach frischer Luft ist, leidet unter einem Mangel an Kalium sulfuricum Nr. 6.

Hinweis

Kaffee, Rauchen und Medikamente, die wegen eines Schilddrüsenleidens verabreicht werden, verstärken den Mangel an Kalium sulfuricum.

Ergänzung auf der Makroebene

Bei Pigmentstörungen ist zusätzlich Kupfer wichtig, das in der Biochemie nach Dr. Schüßler als Cuprum arsenicosum Nr. 19 eingenommen wird. Dies gilt besonders für Vitiligo (Weißflechtenkrankheit), wo außerdem Kalium chloratum Nr. 4 hilfreich ist.

Lebensmittelempfehlungen

Kalium: siehe Kalium chloratum Nr. 4, Seite 88.

Makrobereich

- Schwefel in Lebensmitteln: Da Schwefel ein Bestandteil von Eiweiß ist, kommt er in nahezu allen eiweißhaltigen Nahrungsmitteln vor. Schwefel ist auch im Hormon Insulin enthalten und damit wichtig für den Zuckerstoffwechsel. Ein Teil des in Nahrungsmitteln enthaltenen Schwefels wird allerdings ungenutzt über die Nieren ausgeschieden.
- Vergleichsweise viel Schwefel enthalten Brokkoli, Garnelen, Fleisch, Jakobsmuscheln, Käse, Paranüsse, Petersilie, Pilze, Rotbarsch, Senf und Sesamsamen.

Mikrobereich

- Schwefel in Tee und Bädern: Akelei, Aloe vera, Bärlapp, Enzian, Fenchel, Hopfenblüten, Huflattich, Isländisches Moos, Johanniskraut, Kamille, Leinsamen, Löwenzahn, Mistel, Pfefferminze, Ringelblume, Salbei, Taubnesseln, Walnussblätter, Weißdorn, Wermut.
- Schwefel in Gewürzkräutern: Bohnenkraut, Borretsch, Fenchel, Knoblauch, Kümmel, Majoran, Zwiebel.
- Schwefel in Gemüse und Salat: grüne Bohnen, Karotte, Rettich, Rosenkohl, Rote Beete, Rotkohl, Sojabohne.
- Schwefel in Obst: Apfel, schwarze Johannisbeeren, Trauben.

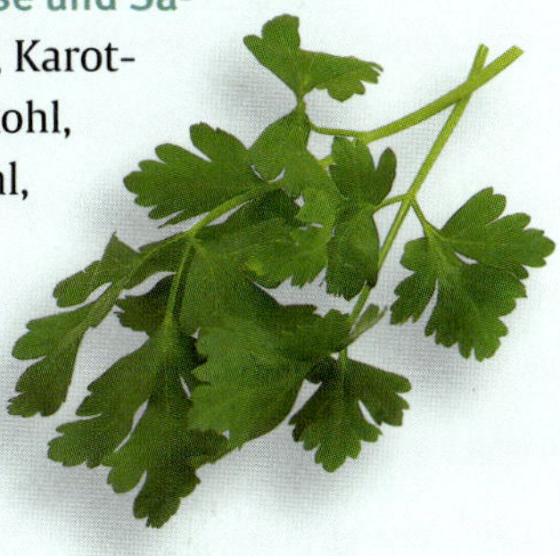

Rezepte bei Kalium- und Schwefelmangel

Frühstück

Haferfrischemüsli und Erdbeermilch

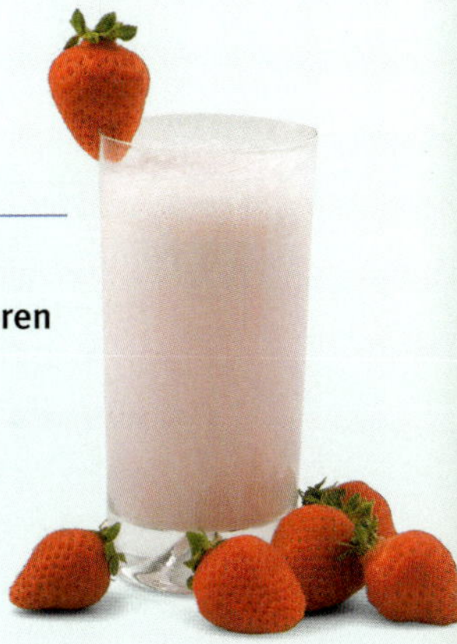

Zutaten

1 Tasse Hafer · Wasser · Honig · Sesamsamen · 1 Apfel · Schlagsahne · Erdbeeren · Dick- oder Buttermilch

- Gemahlenen Hafer mit Wasser zu einem Brei anrühren und 30 Minuten quellen lassen. Mit Honig, Sesamsamen, geriebenem Apfel und Schlagsahne servieren.
- Erdbeeren pürieren und mit Dick- oder Buttermilch verrühren.

Mittagessen

Rote-Bete-Rohkost

Zutaten

250 g Rote Bete · 200 g Äpfel · 4 EL Sauerrahm · 2 Messerspitzen Kräutersalz · ½ TL Kümmel · einige Cashewnüsse

- Gekochte und geschälte Rote Bete und Äpfel mit der Schale fein reiben. Mit Sauerrahm, Kräutersalz und Kümmel vermengen und mit den gehackten Cashewnüssen bestreuen.

Putenbrust mit Rosmarin

Zutaten (pro Person)

1–2 Stück Putenbrust · frischer Rosmarin · Salz · Pfeffer · Öl zum Braten

- Putenbrust mit Rosmarin, Salz und Pfeffer würzen und rasch anbraten.
- Dazu passen Ofenkartoffel und Kräutersoße (siehe Seite 75).

Kopfsalat mit Spargel

Zutaten

1 großer Kopfsalat · 300 g Spargel · 1 Bund Radieschen · 1 Becher Sauerrahm · 3 EL Obstessig · 2 EL Tomatenketchup · 1 TL Salatgewürz · 1 Bund Schnittlauch

- Kopfsalat sorgfältig waschen, in mundgerechte Stücke zupfen, waschen und in einem Sieb abtropfen lassen. Frischen Spargel schälen, in ½ cm lange Stücke schneiden und bissfest kochen, d.h., der Spargel darf nicht ganz durchgekocht sein. Radieschen in feine Scheiben schneiden.
- Mit einem Schneebesen Sauerrahm mit Obstessig, Tomatenketchup, Salatgewürz und dem fein geschnittenen Schnittlauch verrühren. Den Spargel in die Soße geben und 1 Stunde ziehen lassen.
- Dann den Kopfsalat unterheben und mit den Radieschen garnieren.

Abendessen

Fischauflauf

Zutaten

600 g gekochter Fisch (Reste) · Zitronensaft · Kapern · 40 g Butter · 30–40 g Mehl · 1/4 l Gemüsebrühe oder Gemüsesud · 1/2 l Milch · Salz · weißer Pfeffer · Muskat · Paprikapulver · Zucker · 50–100 g geriebener Käse oder 2 Schmelzkäseecken · 1 Eigelb · 2 EL Semmelbrösel · 20 g Butterflocken

- Den gekochten Fisch zerpflücken, mit Zitronensaft und Kapern nach Geschmack marinieren und in eine gefettete Auflaufform füllen.
- Für die Käsesoße aus Butter und Mehl eine helle Einbrenne anrühren und mit Brühe und Milch langsam aufgießen. 5 Minuten kochen lassen. Die Soße mit Salz, je 1 Prise Pfeffer, Muskat, Paprikapulver und Zucker würzen. Kurz vor der Verwendung den geriebenen Käse darunter rühren. Die Soße darf nicht mehr kochen. Mit dem Eigelb legieren.
- Die Käsesoße über den Fisch gießen. Mit Semmelbröseln und Butterflocken bestreuen. 30 Minuten bei 220 °C überbacken.
- Als Beilagen eignen sich Salat und Petersilienkartoffeln (siehe Seite 152).

Tipp

Dieses Gericht kann auch als Vorspeise serviert werden: Die Masse in gebutterte Förmchen füllen und gratinieren.

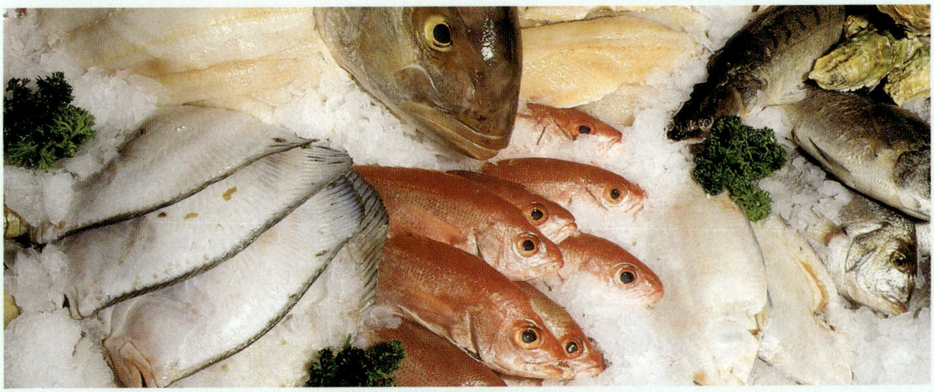

Magnesium phosphoricum Nr. 7

Was bewirkt der Mineralstoff im Körper?

- Magnesium phosphoricum Nr. 7 ist das Betriebsmittel für die unwillkürliche Muskeltätigkeit und deshalb zuständig für die Tätigkeit der Drüsen, Nerven, peristaltischen Bewegungen des Darmes und für das rhythmische Zusammenziehen der Herzmuskulatur.
- Magnesium phosporicum Nr. 7 steuert das vegetative Nervensystem und hat daher Einfluss auf die Tätigkeit von Herz, Kreislauf, Drüsensystem, Verdauungsorganen und Stoffwechsel.
- Der Mineralstoff ist ein gutes Schlaf- und Weckmittel.
- Er ist wichtiger Bestandteil der Knochen.
- Er schützt vor Stress.
- Magnesium phosphoricum Nr. 7 erhöht die Leistungsfähigkeit der Zellen.

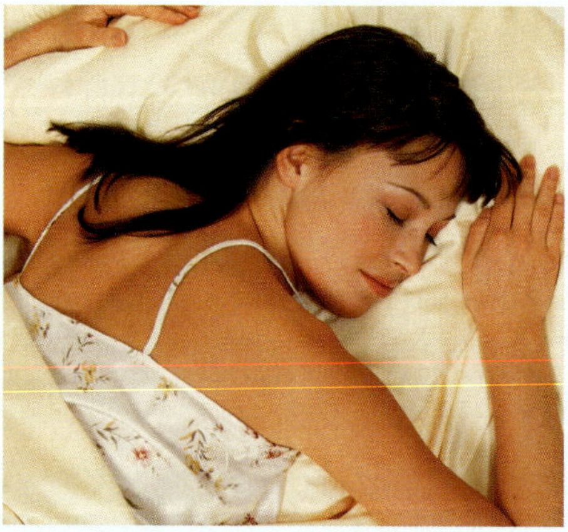

▲ Die Nr. 7 fördert einen tiefen und erholsamen Schlaf.

Wie macht sich ein Mangel bemerkbar?

Plötzlich auftretende, einschießende, bohrende, blitzartig auftretende oder krampfartige Schmerzen, Lampenfieber, Schokoladenhunger, unwillkürliche Verkrampfungen (Bauchschmerzen, Koliken, Regelkrämpfe, Angina pectoris, Migräne im Anfangsstadium), Juckreiz, Globusgefühl im Hals, Schlafstörungen, Blähungen.

Das Verlangen nach Schokolade weist auf einen Magnesiummangel hin. Dieser kann sowohl auf der Mikro- wie auch der Makroebene liegen. Bei einem Mangel auf der Mikroebene verliert sich durch die regelmäßige Einnahme von Magnesium phosphoricum Nr. 7 das Bedürfnis nach Schokolade. Allerdings füllt sich dadurch der Makrobereich nicht auf. Durch ein richtig dosiertes Magnesiumpräparat sollte dann der Magnesiumspiegel außerhalb der Zellen ausgeglichen werden.

Ein starkes Bedürfnis nach Kaffee kann auf einen Mangel an Ferrum phosphoricum Nr. 3 und Magnesium phosphoricum Nr. 7 zurückzuführen sein.

Hinweis

Schokolade führt zu einem Ungleichgewicht an Magnesium auf der Mikro- und Makroebene und erhöht den intrazellulären Magnesiumbedarf!

- Magnesium phosphoricum Nr. 7 hilft besonders gut als „heiße Sieben". Dafür wird 1/8 Liter Wasser aufgekocht, und in dem nicht mehr kochenden Wasser werden 7 bis 10 Tabletten Magnesium phosphoricum Nr. 7 aufgelöst. Das Getränk wird nun löffelweise getrunken. Die „heiße Sieben" ist besonders bei kolik- oder krampfartigen Schmerzen geeignet. In dieser Form stehen die Magnesium-phosphoricum-Moleküle dem Körper besonders schnell zur Verfügung.

Magnesium phosphoricum kann selbstverständlich wie alle anderen Mineralstoffe nach Dr. Schüßler auch gelutscht werden. Es gibt keine einzig richtige Einnahmeform für einen Mineralstoff. Jeder sollte die für ihn angenehmste Form der Einnahme, ob Lutschen oder Auflösen in Wasser, wählen.

Ergänzung auf der Makroebene

Da unsere Nahrung aufgrund von Fehl- oder Überdüngung relativ häufig zu latentem Magnesiummangel führt, sollte der Bedarf durch höhere Gaben von Magnesium abgedeckt werden. Die empfohlene Tagedosis für den Makrobereich beträgt 350 bis 400 mg Magnesium über 3 bis 4 Monate hinweg eingenommen.

Tipp

Im Leistungssport führt eine Magnesiumzufuhr zu einer gesteigerten Leistungsfähigkeit und Verkürzung der Regenerationsphasen. Die Einnahme eines höher dosierten Magnesiumpräparates ist sinnvoll.

Zu beachten ist außerdem, dass bei einer Einnahme von Kalzium der Magnesiumbedarf steigt.

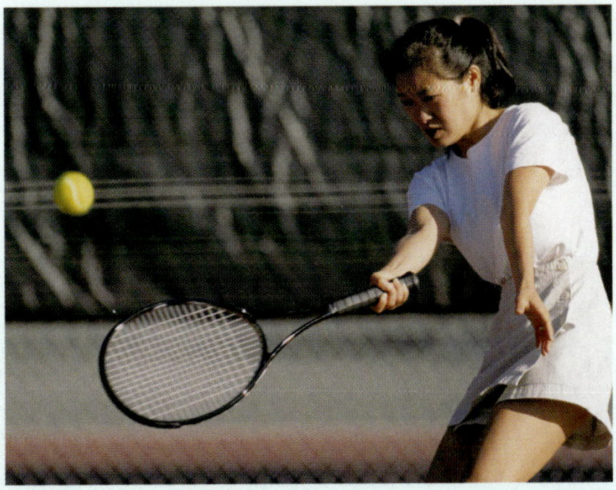

▲ Bei Stress, aber auch bei Leistungssport, ist der Magnesiumbedarf erhöht.

Ein erhöhter Magnesiumbedarf besteht nach dem Genuss von Alkohol, bei Stress, Belastungen durch Elektrosmog, während Schwangerschaft und Stillzeit sowie bei Leistungsportlern. Auch Diabetiker benötigen mehr Magnesium.

Außerdem beeinflussen bestimmte Medikamente die Aufnahme und Ausscheidung von Magnesium. Diuretika (Medikamente zur Entwässerung) erhöhen die Magnesiumausscheidung, während Antazida (magensäurebindende Medikamente) und Tetrazykline (bestimmte Antibiotika) die Magnesiumaufnahme aus der Nahrung hemmen.

Lebensmittelempfehlungen Makrobereich

- **Magnesium in Lebensmitteln:** Cashewnüsse, Dinkel, Dinkelvollkornmehl, Erbsen, Erdnüsse, Fleischextrakt, Haferflocken, Hafervollkornmehl, Hirse, Kakaopulver, Kürbiskerne, Linsen, Mais, Mandeln, Mohn, Paranüsse, Pistazien, ungeschälter Reis, Roggenvollkornmehl, Sesamsamen, Sojamehl, Sonnenblumenkerne, Spinat, Weizenkeime, Weizenkleie, Weizenvollkornmehl.

Mikrobereich

- **Magnesium in Tee und Bädern:** Arnika, Baldrian, Benediktenkraut, Eisenkraut, Frauenmantel, Hagebutte, Heidelbeerblätter, Hirtentäschel, Hopfenblüten, Kamille, Lavendel, Malve, Melisse, Mistel, Odermenning, Pfefferminze, Pfingstrose, Raute, Schafgarbe, Spitzwegerich, Tausendgüldenkraut, Waldmeister, Wermut.
- **Magnesium in Gewürzkräutern:** Majoran, Senfkörner, Thymian, Zwiebel.
- **Magnesium in Gemüse und Salat:** Blumenkohl, Erbsen, Kartoffeln, Kohlrabi, Lauch, Karotte, Rettich, Rote Beete, Sojabohne, Spinat.
- **Magnesium in Obst:** Pfirsich.

Phosphor: siehe Calcium phosphoricum Nr. 2, Seite 77.

Rezepte bei Magnesium- und Phosphormangel

Frühstück

- Pfefferminztee, warmes Dinkelmüsli.

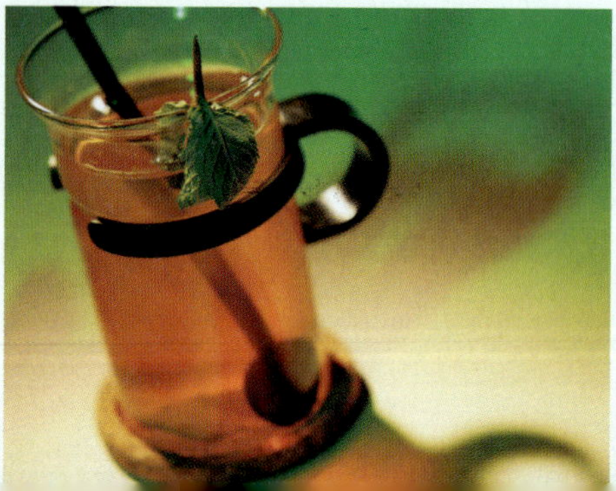

▶ Pfefferminztee hilft, einen Mangel an Magnesium auszugleichen.

Mittagessen

Rohkost 1

Zutaten

200 g Vollkornnudeln · Wasser · Suppenwürze · 2 Karotten · 1 Tasse Maiskörner · 1 Tasse Erbsen · 3 Tomaten · einige Blätter grüner Salat · ¼ l Buttermilch · 3–4 EL Mayonnaise

- Die Vollkornnudeln in wenig Gemüsesuppe al dente kochen und abkühlen lassen. Klein geschnittene Karotten, Maiskörner, Erbsen sowie in Spalten geschnittene Tomaten dazugeben.
- Für die Salatsoße Buttermilch mit Mayonnaise verrühren. Die Soße unter den Salat heben und auf grünem Salat servieren.

Rohkost 2

Zutaten

1 Blumenkohl · ⅓ l Milch · ⅔ l Wasser · grüner Salat · 1 Karotte · 1 Gurke · ¼ l Sauerrahm · Hefewürze · Tamari (Sojasoße) · Salatgewürz · Apfelessig · Distelöl · frische Kräuter

- Blumenkohl in der Milch-Wasser-Mischung bissfest kochen und abtropfen lassen. In Röschen zerteilen und auf einem Teller mit grünem Salat, in dünne Scheiben geschnittener Karotte und gewürfelter Gurke anrichten.
- Für die Rahmsalatsoße Sauerrahm mit Hefewürze, Sojasoße, Salatgewürz, Apfelessig, Distelöl und fein gehackten Kräutern gut vermischen. Über den Salat gießen.

Spinat-Reis-Auflauf

Zutaten

1 Zwiebel · 800 g Spinat · 1 Tasse gekochter Reis · 200 g Gouda · 1 Knoblauchzehe · Suppenextrakt · Muskat · ¼ l Sauerrahm

- Fein gehackte Zwiebel ohne Fett anrösten. Den gewaschenen Spinat dazugeben und 5 Minuten dünsten. Spinat mit Knoblauch, Suppenextrakt und Muskat würzen. Eine Auflaufform schichtweise mit gekochtem Reis, geriebenem Gouda und Spinat füllen. Zuoberst eine Schicht Reis geben. Den Sauerrahm über den Auflauf gießen und 25–30 Minuten überbacken.

Buchweizen-Spinat-Omelett

Zutaten

120 g Weizen · 120 g Buchweizen · 3 Eier · ½ TL Vollmeersalz · Muskat · ¼ l Milch · 200 g Spinat · 50 g Brennnesselspitzen · Suppenextrakt · Öl zum Ausbacken

- Weizen und Buchweizen fein mahlen und mit Eigelb, Vollmeersalz, Muskat und Milch gut verrühren. Eiweiß zu Schnee schlagen und darunter heben. Zuletzt den fein geschnittenen Spinat und die Brennnesselspitzen mit Suppenextrakt würzen und zu dem Teig geben. Omelettes in Öl ausbacken.

Info

Buchweizen enthält viel Eisen und Phosphor, und auch sein Magnesiumanteil ist beträchtlich. Buchweizen ist selbst für empfindliche Verdauungsorgane gut verträglich. Seine Inhaltsstoffe können leicht aufgeschlossen werden. Mit Buchweizen lassen sich vor allem Erschöpfungszustände vermeiden.

Käse-Walnuss-Soße

Zutaten

¼ l Hefebrühe · 1 EL Dinkelmehl · Gemüsebrühwürfel nach Geschmack · 1 Becher Sauerrahm · 200 g Bergkäse · 150 g Walnüsse

- Hefebrühe mit dem Dinkelmehl aufkochen und mit Gemüsebrühwürfel würzen. Sauerrahm, geriebener Bergkäse und gehackte Walnüsse einrühren und zum Omelett servieren.

Gemüse-Mais-Tarte

Zutaten

250 g Mais · 1 l Gemüsebrühe · 1 Ei · 1 TL Curry · Öl zum Ausfetten der Form · 100 g Emmentaler Käse · ca. 500 g Zucchini · 500 g Tomaten · 1 TL Kräutersalz · Pfeffer · 1 Knoblauchzehe · 2 Bund Basilikum · 2 Bund Majoran

- Mais fein mahlen und in die kochende Gemüsebrühe streuen. Bei kleiner Hitze etwa 25 Minuten ausquellen lassen, dabei häufig umrühren, damit der Maisbrei nicht anbrennt. Anschließend das Ei unter den Maisbrei ziehen und mit Curry würzen. Den Brei in eine gefettete Auflaufform geben, glatt streichen und erkalten lassen.
- Die Hälfte des Käses reiben und auf den Maisbrei streuen. Geputzte Zucchini und Tomaten in Scheiben schneiden und darauf legen. Gemüse mit Kräutersalz, frisch gemahlenem Pfeffer und zerdrückter Knoblauchzehe bestreuen. Mit Majoran und Basilikumblättchen belegen und den restlichen Käse darüber streuen.
- Die Tarte im Backofen auf der mittleren Schiene bei 220 °C etwa 25–30 Minuten backen.

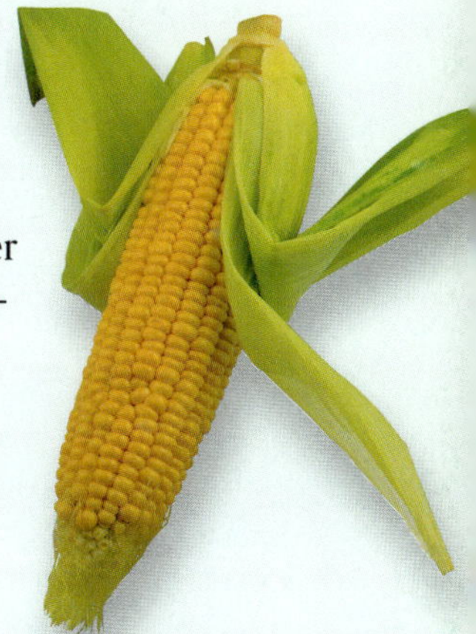

Kascha (Buchweizengrütze)

Zutaten

1 Zwiebel · 2 EL Öl · 250 g Buchweizen · ½ l Wasser · 1 Gemüsebrühwürfel · 100 g geriebener Käse · 4 EL fein gehackte Petersilie oder Schnittlauch

- Zwiebel in feine Würfel schneiden und in heißem Öl glasig dünsten. Den gut gewaschenen und abgetropften Buchweizen hinzufügen. Wasser zugießen und zusammen mit dem Gemüsebrühwürfel zum Kochen bringen. Auf kleiner Flamme etwa 20 Minuten garen.
- Den geriebenen Käse unterrühren und die Kascha mit Petersilie oder Schnittlauch bestreuen.

Natrium chloratum Nr. 8

Was bewirkt der Mineralstoff im Körper?

- Er reguliert den Flüssigkeits- und Wärmehaushalt.
- Er bindet Schleim (Mucin) und ist damit am Aufbau aller Schleimhäute beteiligt.
- Natrium chloratum Nr. 8 besorgt den Stoffwechsel aller Körperteile, die nicht durchblutet werden, wie Sehnen, Bänder, Knorpel, Bandscheiben und Augen.

Wie macht sich ein Mangel bemerkbar?

Fließschnupfen (wässrig), Heuschnupfen, Nebenhöhlenprobleme, Kälteempfindlichkeit, Empfindlichkeit gegen Luftzug, Bandscheibenschäden, Knorpelschäden, Schuppen auf dem Kopf, kalte Hände und Füße, Blasen- und Nierenentzündung, Gelenkgeräusche (Knacken in den Gelenken), viel oder wenig Durst, viel oder wenig Schweiß, trockene Haut, salzige, scharfe, brennende Absonderungen der Haut (Schweiß) oder den Schleimhäuten (Ausfluss), tränende oder trockene Augen, Schlundbrennen (Brennen die Speiseröhre herauf), Geruchs- und Geschmacksverlust, Bluthochdruck, Ödeme, Gluckern im Bauch, weil zu viel getrunken wurde.

Ein Heißhunger auf salzige und stark gewürzte Speisen kann ein Zeichen für einen Mangel an Natrium chloratum Nr. 8 sein. Ein besonderes Bedürfnis nach Alkohol weist auf einen Mangel an Magnesium phosphoricum Nr. 7 und Natrium chloratum Nr. 8 hin. Hat jemand ein starkes Verlangen nach Essig und sauren Speisen, kann sich dahinter

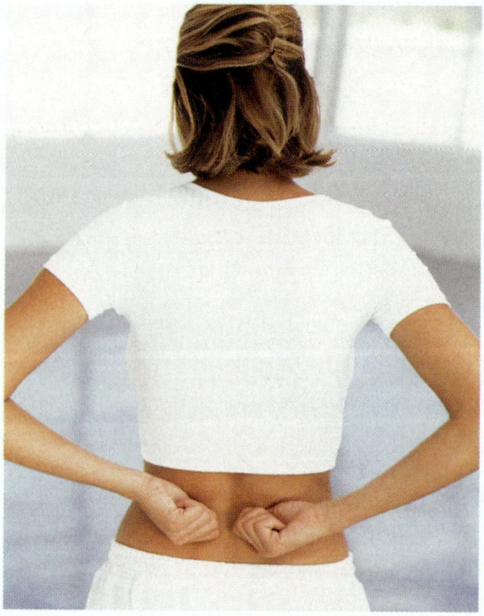

▶ Probleme mit den Bandscheiben können darauf hinweisen, dass Natrium chloratum Nr. 8 fehlt.

ein Zuwenig an Calcium phosphoricum Nr. 2 und Natrium chloratum Nr. 8 verbergen. Einen Bedarf an Calcium phosphoricum Nr. 2, Natrium chloratum Nr. 8 und Natrium phosphoricum Nr. 9 kann das gesteigerte Bedürfnis nach Fleisch anzeigen.

Ergänzung auf der Makroebene

Wasser Bei diesem Mineralstoff sind der Flüssigkeitshaushalt und seine Steuerung der wichtigste Bereich der Makroebene. Der Körper besteht zu 70 Prozent aus Wasser. Wasser kann nur dann seine Funktion im Körper erfüllen, wenn genügend Natriumchloridionen zur Verfügung stehen. Diese Ionen sind unerlässlich für die Steuerung des Wasserhaushaltes.

Wasser hat eine hohe Wärmeleitfähigkeit und schützt vor Kälteeinwirkung. Es ist daher wichtig für die Thermoregulation des Körpers. Wasser ist außerdem ein wichtiger Informationsträger. Diese Eigenschaft kommt auch in der Homöopathie zum Tragen.

Besonders für die Leistung des Gehirns ist eine ausreichende Trinkmenge wichtig, da das Wasser in Bindegewebe, Rückenmark und der Gehirnflüssigkeit in einem ständigen Fließgleichgewicht steht. Wird zu wenig getrunken, fehlt nicht nur der Haut Wasser, sondern auch dem Gehirn!

Welche Bedeutung der Wasserhaushalt für den Körper hat, zeigen folgende Zahlen:

- 3 Prozent Flüssigkeitsverlust führen zum Rückgang der Speichelproduktion und der Harnausscheidung.
- 5 Prozent Flüssigkeitsverlust führt zu beschleunigter Herztätigkeit mit erhöhtem Puls und Temperaturanstieg.
- 10 Prozent Flüssigkeitsverlust führen zu Verwirrtheit.
- Bei 20 Prozent Flüssigkeitsverlust ist das Leben in Gefahr.

Hinweis

Trinken Sie täglich mindestens 1½ bis 2 Liter Flüssigkeit. Besonders geeignet sind Mineralwässer, ungesüßte Kräuter- oder Früchtetees oder verdünnte Fruchtsäfte.

Glutamin Dieser Stoff fördert die Regeneration der Schleimhäute, die Gedächtnisleistung und stärkt das Immunsystem. Er beeinflusst außerdem die Zellteilung und Zellneubildung.

Vitamin-B-Komplex In der Biochemie nach Dr. Schüßler wird die Kombination von Kalium phosphoricum Nr. 5 und Natrium chloratum Nr. 8 empfohlen. Zusätzlich ist die Einnahme eines Vitamin-B-Komplexes sinnvoll, da diese Vitamine besonders für den Aufbau der Schleimhäute und der Zellregeneration benötigt werden.

Chondroitinsulfat und Mangan Chondroitinsulfat bindet Wasser im Knorpel und baut Knorpelgewebe auf. Zusätzlich stimuliert Mangan die körpereigene Chondroitin-Synthese und fördert damit die Knochen- und Knorpelbildung sowie den Bindegewebsaufbau. In der Biochemie nach Dr. Schüßler wird bei allen Knochen- und Knorpelproblemen auf der Mikroebene zusätzlich zur Einnahme von Natrium chloratum Nr. 8 auch Manganum sulfuricum Nr. 17 empfohlen.

Zink Eine Kombination von Natrium chloratum Nr. 8 und Zincum chloratum Nr. 21 ist sinnvoll bei allen Schleimhautveränderungen. Sollten die Schüßler-Mineralstoffe nicht ausreichen, kann Zink auch höher dosiert eingenommen werden, um einen Synergieeffekt zu erreichen.

Lebensmittelempfehlungen Makrobereich

- **Natrium in Lebensmitteln:** Brötchen, Bündnerfleisch, Cornflakes, Fleischextrakt, Hühnereiweiß, Käse, Kartoffeln, Kaviar, Lachs, Oliven, Räucheraal, Roggenbrot, Salzhering, Salami, Salzgebäck, Sauermilchkäse, Schillerlocken, Seelachs, Spargel, geräucherte Sprotten, Tomatenketchup, Tomatenmark, Weißbrot, Wurst.

▶ Beliebt in der Küche: Majoran mit seinem hohen Gehalt an Natrium.

Mikrobereich

- **Natrium in Tee und Bädern:** Aloe vera, Anis, Benediktenkraut, Birkenblätter, Bitterklee, Bockshornklee, Borretsch, Enzian, Frauendistel, Goldrute, Hagebutte, Hauswurz, Heidelbeerblätter, Hirtentäschel, Huflattich, Kamille, Liebstöckel, Löwenzahn, Lungenkraut, Mistel, Pfingstrose, Raute, Schafgarbe, Schlüsselblume, Spitzwegerich, Stiefmütterchen, Wermut, Zinnkraut.
- **Natrium in Gewürzkräutern:** Anis, Basilikum, Bohnenkraut, Borretsch, Knoblauch, Liebstöckel, Majoran, Petersilie, Pfefferkörner, Schnittlauch, Senfkörner, Thymian.
- **Natrium in Gemüse und Salat:** Blumenkohl, Bohnen, Endivie, Feldsalat, Gurke, Kartoffeln, Kohlrabi, Kopfsalat, Lauch, Karotte, Paprikaschoten, Rosenkohl, Rote Beete, Rotkohl, Sojabohne.
- **Natrium in Obst:** Apfel, Birne, Erdbeere, Himbeere, schwarze Johannisbeere, Pflaume, Sauerkirsche, Trauben, Zitrone.

Chlorid: siehe Kalium chloratum Nr. 4, Seite 88.

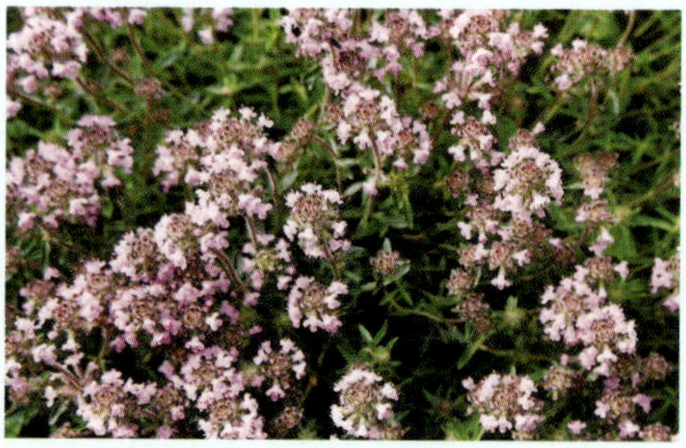

Rezepte bei Natrium- und Chloridmangel

Frühstück

- Stoffwechseltee, Vollkornbrot und Salami.

Mittagessen

Kartoffelauflauf mit Salbeiblättern

Zutaten

1 kg Kartoffeln · Öl zum Ausfetten der Form · Vollmeersalz · Pfeffer · 2 Knoblauchzehen · Salbeiblätter · 100 g Butter · 1–2 EL Dinkelmehl · 1 l Milch · Suppenextrakt · 100–200 g Gouda

- Rohe Kartoffeln in Scheiben schneiden und eine gefettete Auflaufform mit der Hälfte der Kartoffelscheiben auslegen. Diese Schicht mit frisch gehackten Salbeiblättern sowie zerdrückten Knoblauchzehen, reichlich Pfeffer und Vollmeersalz bestreuen. Darüber die zweite Lage Kartoffeln schichten.
- Für die Béchamelsoße Butter und Mehl anrösten, mit Milch auffüllen und unter ständigem Rühren aufkochen. So lange kochen lassen, bis die Soße die gewünschte Konsistenz erreicht hat. Mit Salz, Pfeffer und Suppenextrakt nach Geschmack würzen und über die Kartoffeln geben. Das Ganze mit geriebenem Gouda bestreuen und im Backofen bei 180 °C ca. 1 Stunde überbacken.
- Dazu passt Endiviensalat.

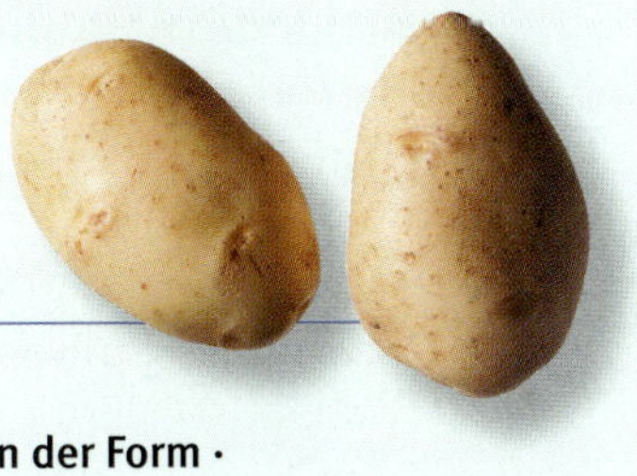

Käsekartoffeln

Zutaten

750 g fest kochende Kartoffeln · Salz · Pfeffer · Butter zum Ausfetten der Form · ca. 200 g milder Schnittkäse

- Kartoffeln kochen, unter kaltem Wasser abschrecken und schälen. Noch warm in dicke Scheiben schneiden. Mit Salz und Pfeffer bestreuen. Die Kartoffelscheiben in eine gebutterte, feuerfeste Form geben und dicke Scheiben Käse darüber verteilen. Bei 250 °C so lange überbacken, bis der Käse geschmolzen ist.

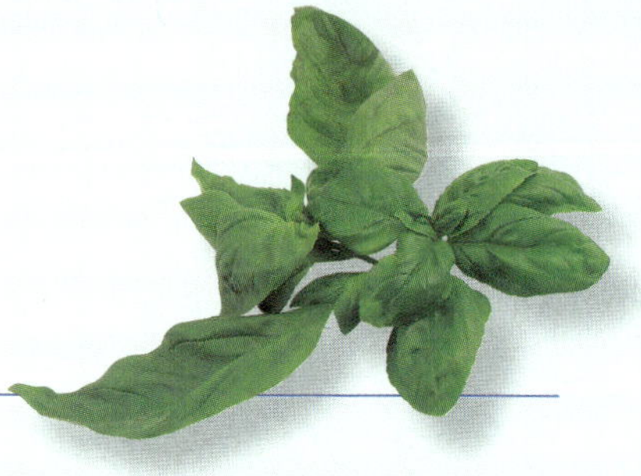

Abendessen

Französischer Tomatentopf

Zutaten

500 g reife Tomaten · 2 kleine Zucchini · 1 Aubergine · Vollmeersalz · 2–3 Zwiebeln · 50 g durchwachsener Speck · 1–2 Knoblauchzehen · 10 Oliven · 0,1 l trockener Rotwein · Petersilie · Majoran · Basilikum · Pfeffer · edelsüßes Paprikapulver

- Tomaten abbrühen und schälen. Zucchini und Aubergine waschen, klein schneiden und mit Salz bestreut ca. 30 Minuten kalt stellen.
- Klein gehackte Zwiebeln und Speckwürfel bei kräftiger Hitze anbraten. Zerdrückten Knoblauch zugeben. Zucchini und Aubergine mit Küchenpapier abtupfen und zusammen mit den Tomaten, Oliven und dem Wein zu den Zwiebeln und dem Speck geben. Alles 10 Minuten köcheln lassen.
- Klein gehackte Kräuter untermischen und weitere 5–10 Minuten kochen lassen. Mit Salz, Pfeffer und Paprikapulver abschmecken.
- Das Gericht passt gut zu gebratenem Fleisch.

Matjes in Rahmsoße nach Hausfrauenart

Zutaten

8 Matjesfilets zu je 80 g · 250–325 ml Sahne · Salz · Pfeffer · Zucker · 1–2 EL Essig

- Für die Rahmsoße Sahne mit je 1 Prise Salz, Pfeffer und Zucker sowie dem Essig gut verrühren. Die Matjesfilets hineingeben und einige Stunden durchziehen lassen.
- Nach Belieben können der Soße gewürfelte Essiggurken, Äpfel und Zwiebelringe zugefügt werden.
- Anstelle der Rahmsoße können die Matjesfilets auch in Apfel-Sahne-Soße anrichtet werden. Dafür 2 Äpfel würfeln und mit 1 geriebenen Zwiebel und $^3/_8$ l saurer Sahne vermischen. Mit Salz, Zucker und Zitronensaft abschmecken. Nach Wunsch mit Tomatenachteln und Zwiebelringen garnieren.

Natrium phosphoricum Nr. 9

Was bewirkt der Mineralstoff im Körper?

- Er reguliert den Säure- und den Fetthaushalt.
- Der Mineralstoff baut Zucker ab.
- Er erleichtert den Abbau der Harnsäure.

Wie macht sich ein Mangel bemerkbar?

Sodbrennen, saures Aufstoßen, Gastritis, Fettsucht, Rheuma, Mitesser, Akne, geschwollene Lymphknoten, fette oder trockene Haare und Haut, chronische Mattigkeit oder Müdigkeit, Heißhunger, sauer riechende Absonderungen des Körpers, Wundsein bei Säuglingen, Cellulite (Orangenhaut), Gelenkschmerzen, Steinbildung.

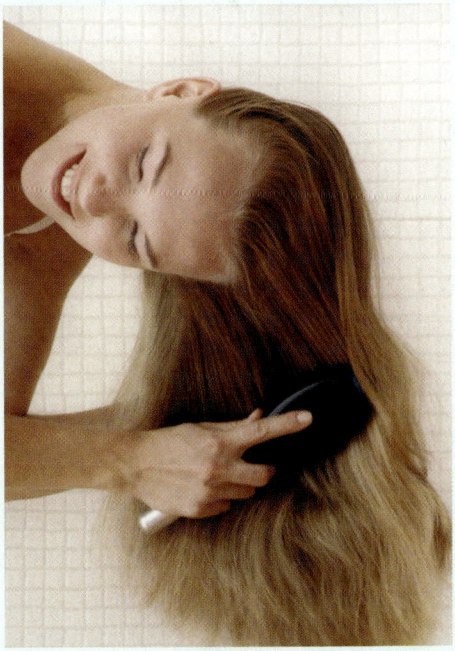

Ein starkes Verlangen nach Mehlspeisen, sauren Speisen und Süßigkeiten deutet auf einen Mangel an Natrium phosphoricum Nr. 9 hin. Ein plötzlich eintretender Heißhunger beim Essen ist ein sicheres Zeichen für einen Mangel an Natrium phosphoricum Nr. 9. Das gesteigerte Bedürfnis nach Fleisch kann an zu wenig Calcium phosphoricum Nr. 2, Natrium chloratum Nr. 8 und Natrium phosphoricum Nr. 9 liegen.

Ergänzung auf der Makroebene

Basische Gemüsebrühe Eine basische Gemüsebrühe kann den Säure-Basen-Haushalt günstig beeinflussen. Dafür werden 250 g klein geschnittene Kartoffeln und 50 bis 100 g Gemüse der Saison (z.B. Petersilienwurzel, Sellerieknollen, Karotten, Weißkraut, Fenchel, Brennnessel) mit 1 Liter Wasser gekocht und

◀ Deutlich fettige oder trockene Haare? Vielleicht fehlt es an der Nr. 9!

das Gemüse anschließend abgesiebt. Zum Würzen der Brühe können je nach Geschmack Lorbeerblätter, Gewürznelken, Wacholderbeeren, Muskat, Majoran, Kümmel, Zwiebeln oder Knoblauch verwendet werden. Die Gemüsebrühe langsam trinken. Da sie sehr intensiv ist, kann schon eine Tasse am Tag genügen.

Bei der Verwendung der Basenbrühe sollte man auf die eigenen Bedürfnisse achten und sich von ihnen leiten lassen, denn es gibt keine vorgeschriebene Menge, wie viel man davon täglich trinken sollte. Hier sollte jeder auf seinen Körper hören.

Die Gemüsebrühe kann auch zur Geschmacksverbesserung von Speisen verwendet werden. Achtung: Im Kühlschrank aufbewahren!

Tipp

Nach dem Kochen von Gemüse das Kochwasser nicht wegschütten, sondern für die Zubereitung von Speisen, etwa für Soßen, verwenden! Dadurch gehen die im Wasser gelösten und für den Organismus so wertvollen Mineralstoffe nicht verloren.

Lebensmittelempfehlungen

Natrium: siehe Natrium chloratum Nr. 8, Seite 108.

Phosphor: siehe Calcium phosphoricum Nr. 2, Seite 77.

Rezepte bei Natrium- und Phosphormangel

Frühstück

- Melone, Birne, Bananen mit Flockenmüsli.

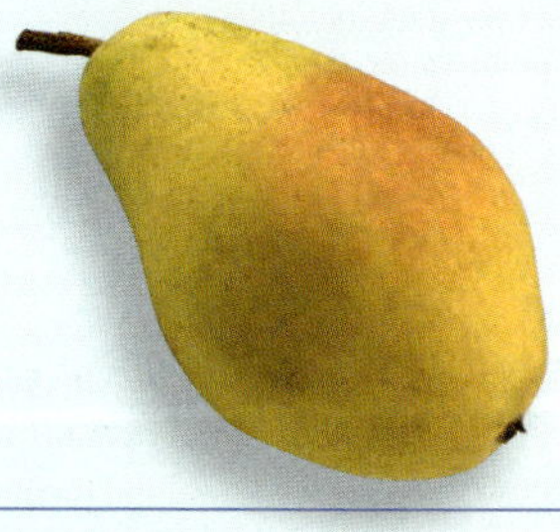

Mittagessen

Gemüsebrühe (Basenbrühe)

Zutaten

1 große Zwiebel · 1½ l Wasser · Petersilie · 1 Scheibe Sellerie · 2 Karotten · 2 Stangen Lauch (Porree) · 4 Kartoffeln · 1 Tomate · Suppenextrakt · Schnittlauch

- In Scheiben geschnittene Zwiebel ohne Fett in einem Edelstahltopf anrösten und mit Wasser auffüllen. Klein geschnittene Petersilie, Sellerie, Karotten, Lauch, Kartoffeln und Tomate dazugeben und 30 Minuten kochen lassen. Abseihen, mit Suppenextrakt würzen und mit Schnittlauch bestreut servieren.

Weizengrießnockerl

Zutaten

50 g Butter · 1 Ei · 100 g Weizengrieß · Muskat · 1 EL Hefewürze · 1 EL fein geschnittene Petersilie

- Die weiche Butter schaumig rühren, das Ei zugeben und den Weizengrieß einarbeiten. Mit Muskat, Hefewürze und Petersilie verrühren. Den Teig 30 Minuten ruhen lassen (wichtig!). Mit einem Teelöffel kleine Nockerl formen, in die kochende Gemüsebrühe einlegen und 30 Minuten köcheln lassen.

Indischer Reistopf mit Currysoße

Zutaten

3 Tassen Vollkornreis (Rundkorn) · 7 Tassen Wasser · 1 EL Öl · 1 Gemüsebrühwürfel · 1 Zwiebel · 1 Banane · Saft von 1 Orange · Saft von ½ Zitrone · Thymian · Vollmeersalz · Suppenextrakt · Tamari (Sojasoße) · Muskat · Curry · Arrowroot (Pfeilwurzelmehl) oder Maismehl zum Binden · ⅛ l Sauerrahm · 1 Tomate

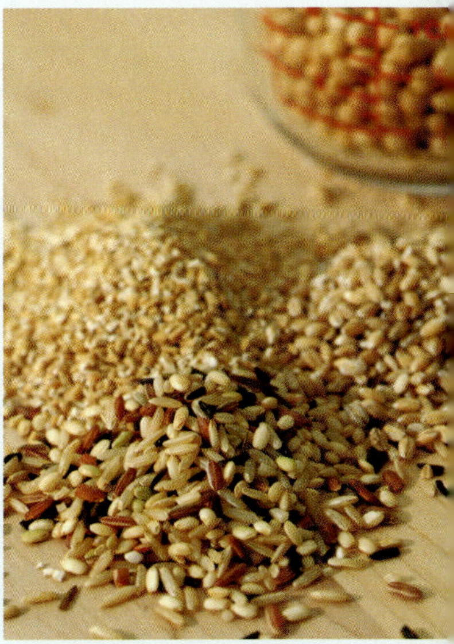

- Den Vollkornreis mit 6 Tassen Wasser, Öl und Gemüsebrühwürfel aufkochen und 40 Minuten leise köcheln lassen. In den letzten 10 Minuten den Deckel vom Topf nehmen und die Herdplatte ausschalten.
- Für die Currysoße die fein geschnittene Zwiebel ohne Fett leicht anbräunen, Banane hinzugeben, mit einer Tasse Wasser aufgießen und 10 Minuten dünsten lassen. Dann mit Orangen- und Zitronensaft, ein wenig Thymian, Vollmeersalz, Suppenextrakt, Sojasoße, Muskat und Curry würzen. Arrowroot oder Maismehl einrühren. Am Schluss Sauerrahm und klein geschnittene Tomate zufügen.

Reissuppe „Kalkutta“

Zutaten

20 g Butter · 1 große Zwiebel · 100 g Naturreis · 1 TL Curry · 1 l Wasser · ¼ l Milch · 2 TL Suppenextrakt · 1 TL Vollmeersalz · 1 Banane · 1 Eigelb · 1 TL Honig · 100 g Tilsiter Käse · 40 g gehobelte Mandeln

- Die fein geschnittene Zwiebel und den Reis unter ständigem Rühren ca. 7–10 Minuten in der Butter glasig dünsten. Curry kurz mitdünsten und mit Wasser und Milch aufgießen. Suppenextrakt und Vollmeersalz dazugeben und das Ganze ca. 45 Minuten kochen lassen.
- Banane zerdrücken und mit Eigelb und Honig vermischen. Den geriebenen Käse zusammen mit der Bananenmasse unter den Reis ziehen und mit gerösteten Mandeln bestreut servieren.

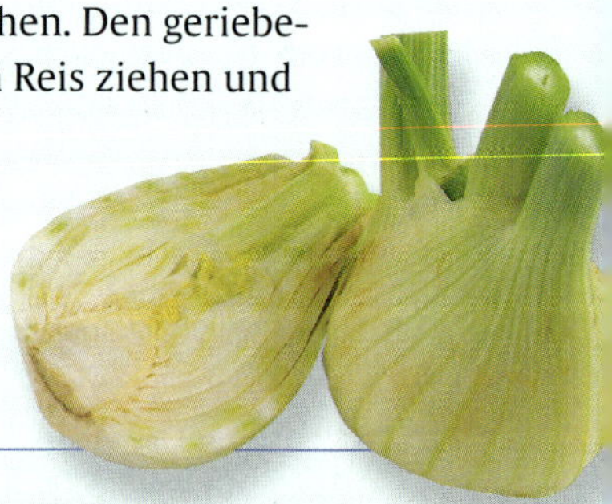

Abendessen

Überbackener Fenchel

Zutaten

4 Fenchelknollen · 1 Zwiebel · 1 Knoblauchzehe · 3 EL Öl · 1 Karotte · 1 kleines Stück Sellerie · 1 dünne Stange Lauch · 500 g Tomaten · Paprika · Pfeffer · Kräutersalz · 1 Lorbeerblatt · Öl zum Ausfetten der Form · 200 g Mozzarella · 50 g Sonnenblumenkerne

- Fenchelknollen waschen und putzen. Fenchelgrün beiseite legen. Knollen vierteln, den Strunk herausschneiden. Zwiebel und Knoblauchzehe schälen, in feine Würfel schneiden und im Öl glasig dünsten. Gewürfelte Karotte und Sellerie sowie in Scheiben geschnittenen Lauch dazugeben. Tomaten häuten, grob zerkleinern und zusammen mit Paprika, frisch gemahlenem Pfeffer, Kräutersalz und Lorbeerblatt hinzufügen. Alles kurz aufkochen. Dann den Fenchel dazugeben und bei mittlerer Hitze 20–30 Minuten köcheln lassen. Während dieser Zeit den Fenchel einmal wenden.
- Alles in eine große gefettete Auflaufform geben. Jedes Fenchelviertel mit einer Scheibe Mozzarella oder Gouda belegen, mit Pfeffer bestreuen und auf der mittleren Schiene im vorgeheizten Backofen bei 200 °C etwa 10 Minuten überbacken.
- In der Zwischenzeit die Sonnenblumenkerne in einer trockenen Pfanne rösten und vor dem Servieren zusammen mit dem fein gehackten Fenchelgrün über den Auflauf streuen.

Natrium sulfuricum Nr. 10

Was bewirkt der Mineralstoff im Körper?

- Die Leber baut mithilfe von Natrium sulfuricum Nr. 10 die anfallenden Schlacken- und Belastungsstoffe in ausscheidbare Stoffe um.
- Außerdem steuert die Leber mithilfe dieses Mineralstoffs den Depotzucker.

Wie macht sich ein Mangel bemerkbar?

Durchfall, zerschlagenes Gefühl in den Gliedern, geschwollene Augen (vor allem am Morgen), Tränensäcke, Vergiftungskopfschmerz (Kater), Verschlackung (stinkende Winde), Reißen und Ziehen in den Gelenken, Gicht, Rheuma, Schuppenflechte, Neurodermitis, hohe Zuckerwerte, geschwollene Beine, Druck im Ohr, offene Beine (Unterschenkelgeschwüre, Ulcus cruris), Juckreiz, juckende, beißende Ekzeme, Urticaria (Nesselsucht), Fieberbläschen und Herpes (Salbe!), Warzen, Muttermal.

Ein starkes Verlangen nach Bitterem kann Hinweis auf einen Mangel an Natrium sulfuricum Nr. 10 sein.

Ergänzung auf der Makroebene

Im Mikrobereich wirkt Natrium sulfuricum Nr. 10 entschlackend, weil es die Leber beim Abbau von Schadstoffen unterstützt, damit diese über den Dickdarm ausgeschieden werden können. Im Makrobereich entleert Glaubersalz den Darm, aber in einer relativ radikalen Form.

Grundsätzlich wird die Wirkung von Natrium sulfuricum Nr. 10 durch alle Vorgänge und Maßnahmen unterstützt, die die Ausscheidung von Schadstoffen fördern. Da besonders über den Schweiß belastende Stoffe ausgeschieden werden, wirken alle schweißtreibenden Aktivitäten wie Sport oder Sauna entschlackend.

Selen Selen unterstützt die Entgiftungsleistung der Leber. Auf der Mikroebene wird Selenium Nr. 26 eingenommen, eventuell kombiniert mit einem hoch dosierten Selenpräparat. Die Kombination von Natrium sulfuricum Nr. 10 und Selenium Nr. 26 ist auch wirksam bei einer Neigung zu Herpesbläschen.

Zink Eine alkoholgeschädigte Leber braucht neben Natrium sulfuricum Nr. 10 auch Zincum chloratum Nr. 21.

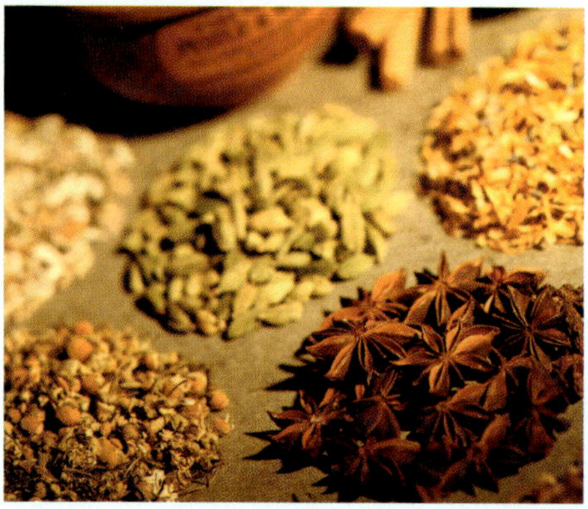

▲ Teemischungen für Leber und Galle gibt's in vielen Apotheken.

Manchmal ist auch ein höher dosiertes Zinkpräparat notwendig.

Chrom Natrium sulfuricum Nr. 10 reguliert zusammen mit Kalium bichromicum Nr. 27 den Cholesterinstoffwechsel. Eventuell kann auch ein höher dosiertes Chrom-III–Präparat angewendet werden. Auch bei Typ-II-Diabetes ist diese Kombination zu empfehlen. Zusätzlich sollte bei dieser Erkrankung auch Zincum chloratum Nr. 21 eingenommen werden.

Hinweis

Statt Kräutertee können auch die Extrakte oder Tinkturen der Pflanzen angewandt werden.

Lebensmittelempfehlungen

Gerade bei diesem Mineralstoff kann mit Kräutertees viel erreicht werden, da zahlreiche Pflanzen ebenso wie Natrium sulfuricum Nr. 10 die Leberfunktion fördern. Dazu gehören beispielsweise Artischocke und Mariendistel. Viele Apotheken führen spezielle Teemischungen zur Unterstützung von Leber und Galle.

Natrium: siehe Natrium chloratum Nr. 8, Seite 108.

Schwefel: siehe Kalium sulfuricum Nr. 6, Seite 98.

Rezepte bei Natrium- und Schwefelmangel

Mittagessen

Rosenkohl in Kräutersoße

Zutaten

500 g Rosenkohl · Salz · 1 EL Butter · 100 g durchwachsener Speck · 2 Zwiebeln · 150 g Champignons · Pfeffer · 200–300 ml Fleischbrühe oder Gemüsebrühe · 1 TL Speisestärke · Saft von 1 Zitrone · fein gehackte Kräuter

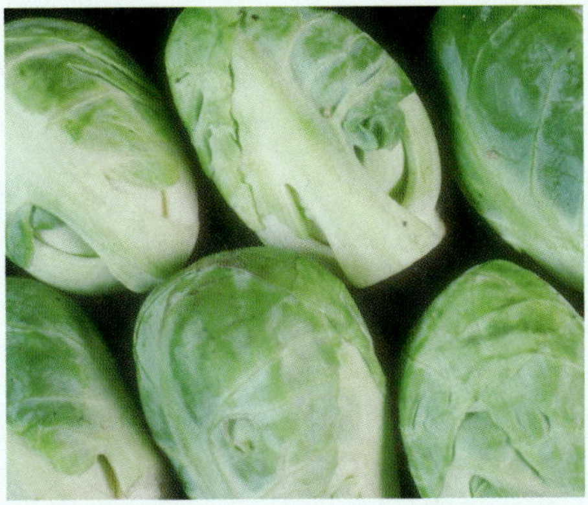

- Stängelansätze des Rosenkohls entfernen. Die Röschen waschen und in schwach gesalzenem Wasser 8–10 Minuten dünsten. Das Kochwasser abgießen. Den Kohl in der Butter schwenken und warm stellen.
- Den Speck in kleine Würfel schneiden und auslassen. Die Speckwürfel zum Kohl geben.
- Klein gehackte Zwiebeln und ganze Champignons im Fett des Specks in der Pfanne anbräunen. Die Hitze reduzieren, Salz und Pfeffer darüber streuen und Brühe zugeben. Das Ganze kurz kochen lassen. Speisestärke mit wenig kaltem Wasser anrühren und die Soße damit binden. Mit Zitronensaft und Kräutern abschmecken.
- Champignonsoße und Rosenkohl vermengen und nochmals rasch erhitzen.
- Zu gebratenem Fleisch servieren.

Abendessen

Überbackener Chicorée mit Schinken

Zutaten

6 Chicoréestauden · Salz · Saft von 1 Zitrone · 2 EL Butter · ½–1 EL Weizenmehl 200 ml Sahne · 200 g milder Gouda · Pfeffer · 200 g gekochter Schinken · edelsüßes Paprikapulver

- Chicorée putzen und 5 Minuten in schwach gesalzenem Wasser mit etwas Zitronensaft dünsten. In eine gebutterte, feuerfeste Form geben.
- 1 EL Butter zerlassen, Mehl unterrühren und bei schwacher Hitze anschwitzen. Mit Chicoréesud und Sahne ablöschen. Vom Herd nehmen und ca. 100 g geriebenen Gouda unterrühren. Mit Salz und Pfeffer abschmecken.
- Den Schinken über dem Chicorée verteilen und die Soße darüber gießen. Den restlichen Käse in Scheiben auf dem Chicorée verteilen. Mit Paprikapulver bestreuen und überbacken, bis der Käse schmilzt.

Silicea Nr. 11

Was bewirkt der Mineralstoff im Körper?

- Er ist beteiligt am Aufbau des Bindegewebes.
- Er stärkt das Bindegewebe und verhindert Brüchigkeit.
- Silicea Nr. 11 baut die Leitfähigkeit der Nerven auf.
- Der Mineralstoff unterstützt den Organismus bei der Verstoffwechselung von Säure.
- Er ist an der Einlagerung von Kalzium in die Knochen beteiligt und sorgt so für deren Stabilität.

Wie macht sich ein Mangel bemerkbar?

Bindegewebsschwäche, Licht- und Geräuschempfindlichkeit, Zucken der Lider oder Mundwinkel, gespaltene Haarspitzen, brüchige oder sich in Schichten ablösende Nägel, Ischiasschmerzen, Rheuma, stinkender Schweiß, Dehnungsstreifen, Schwangerschaftsrisse, Neigung zu blauen Flecken (Brüchigkeit der Aderwände), pfeifende Ohrgeräusche durch sklerotisch verengte Adern, Leistenbruch. Ein starkes Verlangen nach Hirse kann auf einen Mangel an Silicea Nr. 11 hindeuten.

Ergänzung auf der Makroebene

Die Makroebene ist denkbar einfach: Zu empfehlen sind Kieselerdeprodukte in Kombination mit Kalzium.

Nahrungsmittelempfehlungen Makrobereich

- **Silizium in Lebensmitteln:** Apfelsaft, Bananen, Bier, Bohnen, Erbsen, Erdbeeren, Getreide (z.B. Gerste, Hafer, Hirse, Roggen, Weizen), Gurken, Hagebutten, Hammelfleisch, Haselnüsse, Johannisbeeren, Kieselalgen, Kopfsalat, Lauch, Mandarinen, Milchschokolade, Rettich, schwerer Rotwein, Steinpilze, Tomate, Vollkornmehl.

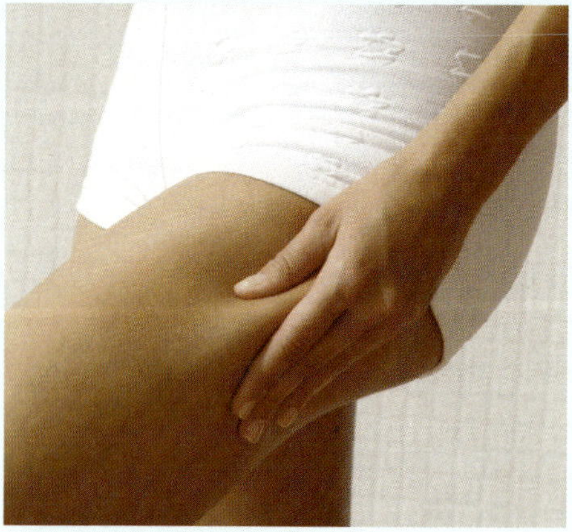

▲ Der „Kneiftest“ bringt Bindegewebsschwäche zu Tage.

Mikrobereich

- **Silizium in Tee und Bädern:** Akelei, Angelikawurzel, Anis, Arnika, Augentrost, Birkenblätter, Bitterklee, Bockshornklee, Bohnenhülsen, Borretsch, Enzian, Fenchel, Goldrute, Gundelrebe, Hanf, Hirtentäschel, Hopfenblüten, Huflattich, Isländisches Moos, Johanniskraut, Leinsamen, Liebstöckel, Lindenblüten, Löwenzahn, Malve, Rainfarn, Raute, Rosmarin, Salbei, Schafgarbe, Schlüsselblume, Schöllkraut, Sonnentau, Spitzwegerich, Zinnkraut.
- **Silizium in Gewürzkräutern:** Anis, Basilikum, Borretsch, Fenchel, Knoblauch, Liebstöckel, Muskatnuss, Petersilie, Pfefferkörner, Rosmarin.
- **Silizium in Gemüse und Salat:** Bohnen, Erbsen, Endivie, Feldsalat, Karotte, Rettich, Rosenkohl, Rote Beete, Rotkohl.
- **Silizium in Obst:** Apfel, Himbeere, schwarze Johannisbeere, Pflaume, Sauerkirsche.

Rezepte bei Siliziummangel

Frühstück

Topfen-Hafer-Müsli

Zutaten (pro Person)

1–2 EL Hafer · 1 EL Topfen (Quark) · ca. 1/8 l Milch · 1/2 Apfel · 100 g Beeren · evtl. Honig · Nüsse

- Hafer grob schroten, mit etwas Wasser zu einem dicken Brei verrühren und 1/2–1 Stunde quellen lassen.
- Danach Quark, geriebenen Apfel, Milch und Beeren einrühren und mit Nüssen bestreuen. Nach Geschmack mit Honig süßen.

Hafer-Pflaumen-Müsli

Zutaten

2 EL Haferkörner · 1 Hand voll Dörrpflaumen · 4 EL Wasser · 1 Apfel · Nüsse · 2 EL Milch oder Kefir

- Haferkörner und Dörrpflaumen über Nacht einweichen. Pflaumen und Apfel mit der Milch und dem Einweichwasser der Pflaumen pürieren, zu den Haferkörnern geben und mit gehackten Nüssen bestreuen.

Mittagessen

Hirsenockerlsuppe

Zutaten

2 Eier · Suppenextrakt · Vollmeersalz · 1 EL Milch · 3–4 EL Hirsemehl · frische Kräuter

- Die Eier schlagen und mit Suppenextrakt und 1 Prise Vollmeersalz würzen. Zusammen mit Milch, Hirsemehl und fein gehackten Kräutern zu einem festen Teig verkneten. Den Teig 30 Minuten ruhen lassen und dann mit einem groben Reibeisen in die kochende Suppe reiben und kochen lassen, bis die Nockerl durchgegart sind.

Porree im Schlafrock

Zutaten

6–8 mittelgroße Stangen Lauch (Porree) · 3 Eier · 3–4 EL Weizenmehl · Salz · Pfeffer · ¼ l Milch · 50 g Butter · 100 g Rahmfrischkäse · 3–4 EL Sahne

- Den Lauch säubern und die grünen Teile abschneiden. Lauchstangen in Salzwasser mit 1 EL Butter bissfest garen. Flüssigkeit eindünsten lassen.
- Eier mit Weizenmehl, Salz, Pfeffer und Milch verrühren. 6–8 kleine Pfannkuchen in Butter ausbacken. Die Lauchstangen in die Pfannkuchen einwickeln und in eine feuerfeste Form legen. Den Rahmfrischkäse mit etwas Sahne glatt rühren und

darüber gießen. Im Herd unter dem Grill überbacken, bis der Käse goldgelb ist.

- Brot und Salat dazu reichen.

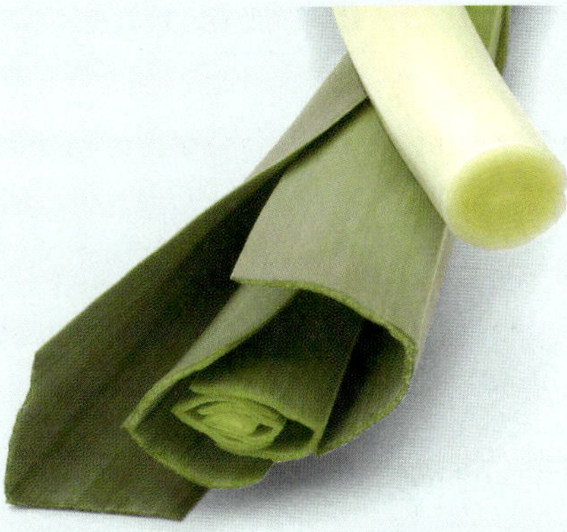

Tipp

Die grünen Teile des Porrees brauchen Sie nicht wegzuwerfen. Sie können entweder eingefroren oder im Kühlschrank für eine spätere Verwendung aufgehoben werden.

Gerstenring mit Kohl

Zutaten

250 g Gerste · ½ l Wasser · 2 Gemüsebrühwürfel · 1 Zwiebel · 1 Knoblauchzehe · 300–400 g Kohl · Muskat · Kräutersalz · ½ TL Koriander · Pfeffer · 3 Eier · Öl zum Ausfetten der Form · Sesamsamen oder Vollkornbrösel

- Wasser mit Brühwürfel, gehackter Zwiebel und gepresstem Knoblauch zum Kochen bringen. Geschrotete Gerste einrühren und 12–20 Minuten quellen lassen.
- Kohl dünsten, mit Muskat, Kräutersalz, Koriander und Pfeffer würzen und fein wiegen. Kohl und Eigelb unter die Gerstenmasse mischen. Eiweiß zu festem Schnee schlagen und unterheben. Das Ganze in eine gefettete, mit Sesamsamen oder Vollkornbrösel ausgestreute Springform füllen. Auf der untersten Schiene des Backofens ca. 45–50 Minuten bei 180 °C backen. 10 Minuten abkühlen lassen und dann auf eine Platte stürzen.

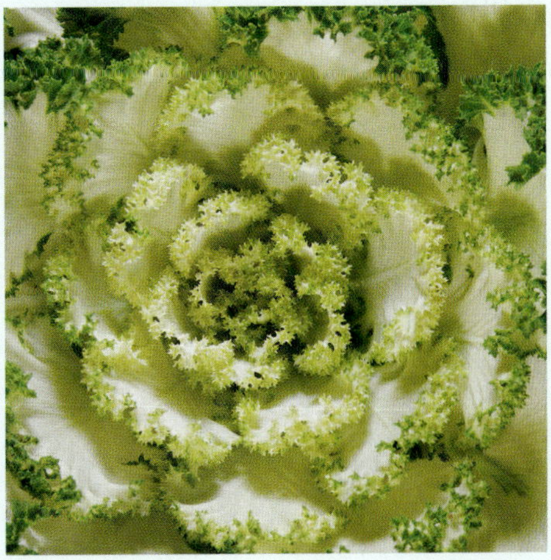

- Dazu passt Tomatensoße oder Zwiebelgemüse.

Orangen-Hirse-Brei

Zutaten

150 g Hirse · ⅛ l Milch · ⅛ l frisch gepresster Orangensaft · 5 EL Sahne · Saft von 1 Orange · 1 EL Honig · ¼ TL Zimt · 50 g gemahlene Nüsse · 1 EL Butter · 1 Orange

- Die Hirse heiß waschen, mit Milch und Orangensaft aufkochen und etwa 10–15 Minuten bei kleinen Hitze ausquellen lassen. Dabei den Topf geschlossen lassen und nicht umrühren.
- In der Zwischenzeit die Sahne mit restlichem Orangensaft, Honig, Zimt und gemahlenen Nüssen verrühren. Das Ganze über die ausgequollene Hirse gießen. Butter hinzufügen und weitere 5–10 Minuten ohne Hitze quellen lassen. Die Hirsekörner auf Portionsteller füllen und mit Orangenwürfeln garnieren.

Tipp

Hirse bleibt körnig und wird nicht matschig, wenn sie während des Quellens nicht umgerührt wird.

Abendessen

Gerstensuppe

Zutaten

100 g Gerste · 1 l Wasser · 1 Gemüsebrühwürfel · 1 Zwiebel · ½ Stange Lauch (Porree) · 1 Karotte · 1 Stück Sellerie · Kräutersalz · Muskat · Basilikum · 2 EL kalt gepresstes Öl (z.B. Sonnenblumenöl, Olivenöl, Sesamöl, Distelöl) · 1 EL Parmesan

- Geschrotete Gerste über Nacht in Wasser einweichen. Am nächsten Tag zusammen mit dem Suppenwürfel und der klein geschnittenen Zwiebel 30 Minuten kochen lassen. Lauch, Karotten und Sellerie fein schneiden, mit Kräutersalz, Muskat und Basilikum zur Suppe geben und nochmals 5 Minuten kochen lassen. Vor dem Servieren das Öl hinzufügen und mit Parmesan bestreuen.

Hirseauflauf mit Kirschen

Zutaten

2 Tassen Hirse · 4 Tassen Wasser · Salz · Zitronensaft nach Geschmack · 1 Zimtstange · 80 g Butter · 3 Eier · 3–4 EL Honig · 5 EL Schlagsahne · 100 g Rosinen · Öl zum Ausfetten der Form · 500 g Kirschen · abgeriebene Zitronenschale · 2 EL gehackte Nüsse

- Wasser, 1 Prise Salz, Zimtstange und Zitronensaft aufkochen. Zimtstange nach dem Aufkochen entfernen. Gewaschene Hirse einstreuen, 5 Minuten kochen und bei ausgeschalteter Herdplatte 30 Minuten nachquellen lassen.
- Butter, Eigelb und die Hälfte des Honigs schaumig rühren und unter die Hirse mischen. Sahne und Rosinen zugeben. Eine Auflaufform ausfetten und die entsteinten Kirschen hineingeben. Mit der Hirsemasse bedecken und im Backofen bei 180–200 °C 30 Minuten backen.
- Eiweiß zu festem Schnee schlagen, restlichen Honig dazugeben und die Zitronenschale untermischen. Den gebackenen Auflauf mit der Schneehaube abdecken, den Nüssen bestreuen und so lange überbacken, bis das Eiweiß hellbraun ist.

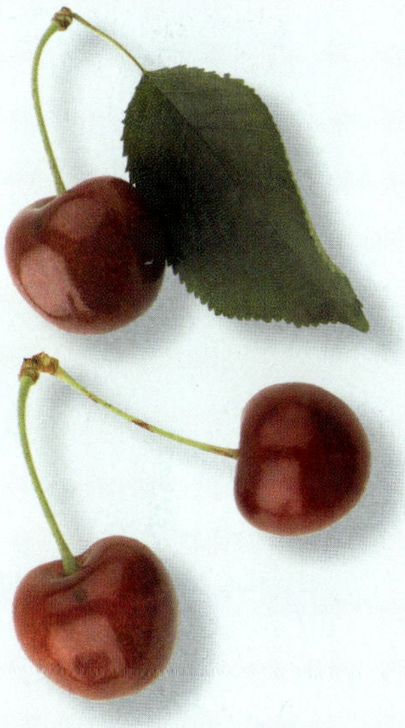

Calcium sulfuricum Nr. 12

Was bewirkt der Mineralstoff im Körper?

- Er ist der Betriebsstoff für die Durchlässigkeit des Gewebes und der Bindegewebshohlräume.
- Calcium sulfuricum Nr. 12 bringt alles in Fluss.
- Er hilft dem Körper, alle Sekrete und Absonderungen, die er bei einem Mangel an diesem Mineralstoff nach außen geben muss, nach innen zu nehmen und auf einem natürlichen, physiologischen Weg auszuscheiden.

Wie macht sich ein Mangel bemerkbar?

Stockschnupfen, eitrige Mandel- und Halsentzündung, chronische Bronchitis, eitrige Mittelohrentzündung, Zahnfleischentzündung, Abszess, Eiterfistel, Rheuma, Gicht, chronische Eiterungen, aufgetriebene Entzündungen, Schock.

Ergänzung auf der Makroebene

Um die Durchlässigkeit des Bindegewebes zu fördern, sollte auf eine ausreichende Flüssigkeitsversorgung mit basischem Mineralwasser (siehe Seite 149) geachtet werden. Stauungen im Gewebe werden am besten mit einer entsprechenden Massage, etwa einer Lymphdrainage behandelt.

Um verhärtetes Bindegewebe aufzulockern, wird eine ausreichende Basenzufuhr benötigt. Dazu sind die richtige Auswahl an Tees, Nahrungsmitteln und basischen Bädern, wie BaseCare, sowie reichliches Trinken notwendig (siehe auch Natrium phosphoricum Nr. 9, Seite 113).

Zink ist ein wichtiger Mineralstoff für den Säure-Basen-Haushalt. In der Biochemie nach Dr. Schüßler wird er als Zincum chloratum Nr. 21, auch in Kombination mit Natrium bicarbonicum Nr. 23 angewandt. Zusätzlich kann aber auch ein höher dosiertes Zinkpräparat notwendig sein.

Lebensmittelempfehlungen

Kalzium: siehe Calcium fluoratum Nr. 1, Seite 70.

Schwefel: siehe Kalium sulfuricum Nr. 6, Seite 98.

Kalium bromatum Nr. 14

Was bewirkt der Mineralstoff im Körper?

Brom kommt im menschlichen Körper nur in sehr geringen Mengen vor, hauptsächlich in den endokrinen Drüsen. Der Mineralstoff wird eingesetzt bei Schilddrüsenerkrankungen sowie Schleimhautreizungen, Regelstörungen und nervösen Sehstörungen. Dieser Mineralstoff ist ein Mittel für die Regulierung der Hypophyse (Hirnanhangdrüse).

In der Medizin wird Brom als Narkose-, Beruhigungs- und Schlafmittel eingesetzt. Als Bromidquelle nutzt man überwiegend Meerwasser, vereinzelt auch Sole.

Wie macht sich ein Mangel bemerkbar?

Ein Mangel an Kalium bromatum Nr. 14 verursacht hauptsächlich Störungen der Nerven, des Gehirns und der Drüsen. Innere Unruhe ist eine häufige Folge.

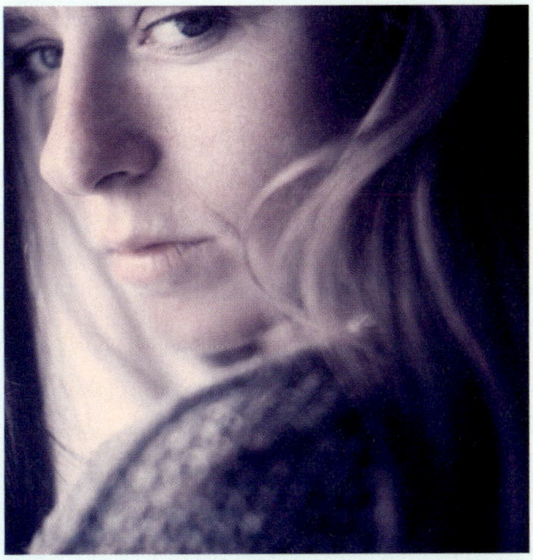

▲ Anspannung und innere Unruhe, wenn es an Kalium bromatum Nr. 14 fehlt.

Hinweis

Während der Einnahme von Kalium bromatum sollte der Genuss von Kochsalz weitestgehend eingeschränkt werden, da Salz die Wirkung des Mineralstoffs stark vermindert.

Ergänzung auf der Makroebene

Bei diesem Mineralstoff ist die Makroebene vernachlässigbar, weil über die Einnahme der biochemischen Salze nach Dr. Schüßler eine ausreichende Wirkung erzielt wird.

Lebensmittelempfehlungen

Kalium: siehe Kalium chloratum Nr. 4, Seite 88.

Kalium jodatum Nr. 15

Was bewirkt der Mineralstoff im Körper?

- Er ist der Betriebsstoff für die Schilddrüse.

Wie macht sich ein Mangel bemerkbar?

Chronisches, auch krampfhaftes Räuspern, Druck am Hals, der sich bis zu Würgegefühlen steigern kann, Kropf, Herzrasen, Hektik, Niedergeschlagenheit, innere Unruhe, Gefühl, dass einem alles über den Kopf wächst, Schweißausbrüche, Schwindelgefühl, besondere Erregbarkeit, Weinerlichkeit.

Ein starkes Bedürfnis nach Fisch kann nicht nur auf einen Mangel an Calcium phosphoricum Nr. 2, sondern vor allem an Kalium jodatum Nr. 15 hindeuten.

Ergänzung auf der Makroebene

- Jeder Mensch reagiert ganz anders auf die Stoffe, die der Nahrung zugegeben werden. Dies gilt auch für Jod. Der Jodbedarf ist abhängig von den Lebensgewohnheiten, der Konstitution eines Menschen, den Anforderungen, die an ihn gestellt werden, und seinem Stoffwechsel.

Die Verwendung jodierter Produkte wie Jodsalz hat sicher in Gegenden mit jodarmer Nahrung zu einem Rückgang vergrößerter Schilddrüsen (Kropf) geführt. Es ist allerdings noch nicht erforscht, welche Nebenwirkungen durch jodierte Speisen bei empfindlichen Menschen hervorgerufen werden können. Außerdem ist hierbei auch zu bedenken, dass die klassische Betrachtung des Mineralstoffhaushaltes zu wenig Rücksicht auf die Unterscheidung zwischen den Mineralstoffmolekülen, die sich außerhalb, und denen, die sich im

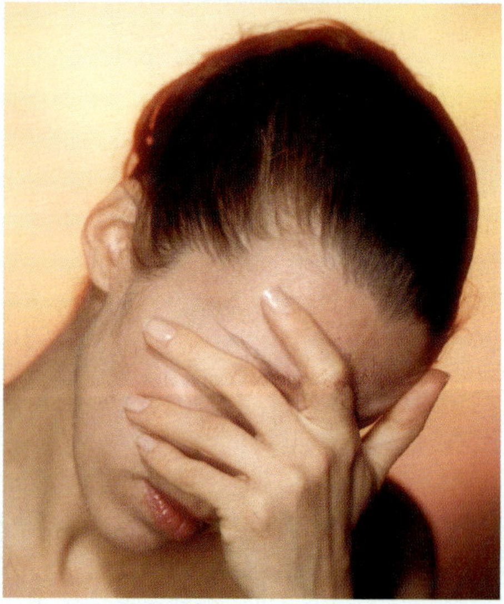

▲ Niedergedrücktheit – oft verschafft Kalium jodatum Nr. 15 Abhilfe.

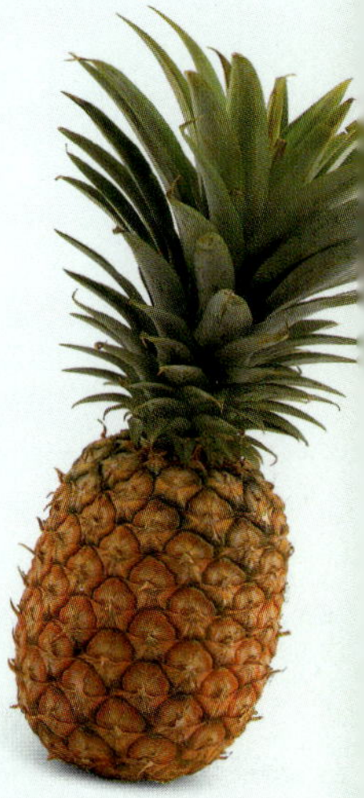

Hinweis

Es ist dringend davon abzuraten, Medikamente auf eigene Faust abzusetzen! Immer ist eine ärztliche Untersuchung notwendig, bei der auch abgeklärt wird, ob eventuell weitere Maßnahmen wie eine Änderung der Ernährungsweise erforderlich sind.

Inneren der Zellen, vor allem der Schilddrüse, befinden, nimmt.

Jod ist die Voraussetzung dafür, dass die Schilddrüse Hormone herstellen und in den Körper ausschütten kann. In der Praxis hat sich gezeigt, dass Kalium jodatum Nr. 15 in der Potenz D12 in der Lage ist, die Schilddrüse zu stimulieren. Kalium jodatum Nr. 15 kann auch unerwünschte Nebenwirkungen von Schilddrüsenmedikamenten verringern. Manchmal ist es auch möglich, die Medikamente durch die Einnahme des Mineralstoffs zu reduzieren oder gar zu ersetzen. Dies muss aber gründlich durch einen Arzt abgeklärt werden.

Lebensmittelempfehlungen

Kalium: siehe Kalium chloratum Nr. 4, Seite 88.

Makrobereich

- **Jod in Lebensmitteln:** Ananas, Brokkoli, Champignons, Feldsa lat, Grünkohl, Milch, Karotte, Salzwasserfisch, Spinat.

Mikrobereich

- **Jod in Tee und Bädern:** Beinwell, Bohnenhülsen, Dornschlehe, Eisenkraut, Enzian, Frauenmantel, Ginster, Gnadenkraut, Hauswurz, Isländisches Moos, Leinsamen, Lungenkraut, Raute, Ringelblume, Salbei, Schafgarbe, Spitzwegerich, Walnussblätter.
- **Jod in Gewürzkräutern:** Knoblauch, Thymian.
- **Jod in Gemüse und Salat:** grüne Bohnen, Karotte, Rote Beete, Tomate.
- **Jod in Obst:** Apfel, Erdbeere, Himbeere, schwarze Johannisbeere, Sauerkirsche, Zitrone.

Rezepte bei Jodmangel

Frühstück

- Salbeitee, 48-Elemente-Tee (siehe Seite 72), Leinsamenbrötchen mit Butter.

Mittagessen

Gebratener Heilbutt oder Lachs

Zutaten (pro Person)

1–2 Heilbutt- oder Lachsfilets · Mehl · Butter zum Braten · Salz · Pfeffer

- Die Fischfilets abwaschen, abtupfen und in Mehl wenden. Bei kleiner Hitze in Butter braten, dabei jede Seite mit 1 Prise Salz und Pfeffer nach Geschmack würzen. Den Fisch frisch aus der Bratpfanne servieren.
- Dazu passen Petersilienkartoffeln (siehe Seite 152) und Salat.

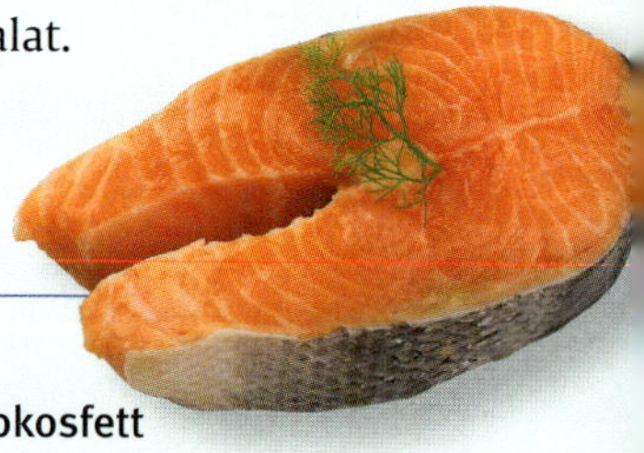

Gebackene Scholle

Zutaten (pro Person)

1–2 Schollenfilets · Salz · ca. 2 EL Mehl · 1 Ei · Semmelbrösel · Kokosfett

- Die Schollenfilets waschen, mit Küchenpapier abtupfen und mit 1 Prise Salz würzen. Fisch erst in Mehl, dann in verquirltem und leicht gesalzenem Ei wenden. Anschließend die Filets in Semmelbröseln wälzen und die Brösel an jeder Seite leicht andrücken. Den panierten Fisch in Fett ausbacken und rasch servieren.

Tipp

Ich empfehle, zum Ausbacken von Speisen Kokosfett zu verwenden.

Kartoffelsalat

Zutaten (pro Person)

3 mittelgroße festkochende Kartoffeln · 1 Zwiebel · Salz · Essig (Wein- oder Apfelessig) · Wasser · kalt gepresstes Öl

- Die Kartoffeln mit Schale kochen, Kochwasser abgießen und die Kartoffeln etwas auskühlen lassen. Dann die Kartoffeln schälen und in Scheiben schneiden. Die klein geschnittene Zwiebel über die Kartoffeln geben. Öl darauf verteilen, nach Geschmack salzen und schließlich mit einem Essig-Wasser-Gemisch pikant abschmecken. Den Salat vorsichtig mischen.

Abendessen

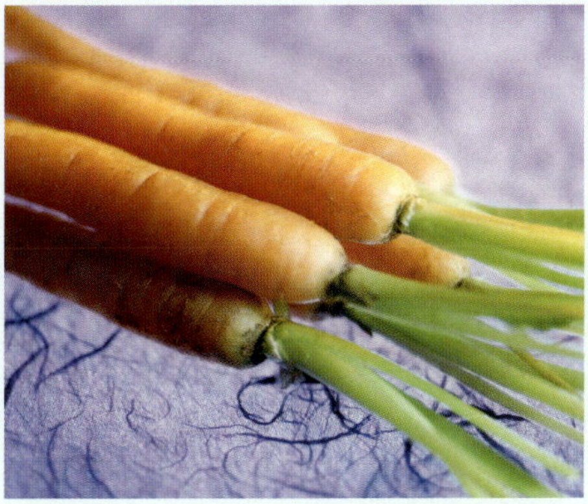

Pikanter Karottensalat

Zutaten

4 Karotten · 1 Stange Lauch (Porree)
1 Knolle Fenchel · grüne Salatblätter
1 EL Distelöl · ½ Becher Sauerrahm
2 EL Zitronensaft · Kräutersalz · Anis ·
1–2 EL Wasser

- Für die Marinade Öl, Sauerrahm, Zitronensaft, Kräutersalz, Anis und Wasser verrühren.
- Die Karotten waschen, bürsten und fein reiben. Sofort in die Salatsoße mischen. Lauch der Länge nach aufschneiden, sauber waschen und in sehr feine Ringe schneiden. Fenchel vierteln und feinblättrig schneiden. Mit den Karotten vermischen und auf grünen Salatblättern anrichten.

Weißkrautsalat mit Ananas

Zutaten

300 g Weißkraut · 150 g Karotten · 200 g Ananasstücke · 4–5 EL kalt gepresstes Öl · Kräutersalz · 2 EL Zitronensaft · 1 TL Ahornsirup · Kümmel · evtl. Nelkenpulver

- Aus Öl, Kräutersalz, Zitronensaft, Ahornsirup, Kümmel und Nelkenpulver eine würzige Marinade bereiten. Karotten putzen, fein reiben und in die Salatsoße geben. Weißkraut fein hobeln und zusammen mit den Ananasstücken untermischen.

Manganum sulfuricum Nr. 17

Was bewirkt der Mineralstoff im Körper?

- Er ist zuständig für den Knorpel- und Knochenstoffwechsel.
- Manganum sulfuricum Nr. 17 ist ein wichtiges Antioxidans und daher Bestandteil der Antioxidantienmischung in der Biochemie nach Dr. Schüßler.
- Er ist ein wichtiger Enzymaktivator.

Wie macht sich ein Mangel bemerkbar?

Knorpelschäden, Osteoporose.

Diabetiker benötigen vermehrt Manganum sulfuricum Nr. 17. Dieser Mineralstoff verstärkt die Wirkung von Magnesium phosphoricum Nr. 7 und ist wichtig für den Cholesterinstoffwechsel. Diabetiker haben meist einen um bis zu 50 Prozent erniedrigten Manganspiegel.

Tipp

Bei Eisenmangel sollte auf ein höher dosiertes Manganpräparat verzichtet werden, da Eisen die Manganaufnahme behindert. Stattdessen sollte Manganum sulfuricum Nr. 17 zusätzlich zu Ferrum phosphoricum Nr. 3 eingenommen werden.

Ergänzung auf der Makroebene

Auf der Makroebene ist die gegenseitige Beeinflussung verschiedener Mineralstoffe zu beobachten: Calcium-, Eisen- und Zinkpräparate beeinträchtigen die Manganaufnahme.

Lebensmittelempfehlungen Makrobereich

- **Mangan in Lebensmitteln:** Amarant, getrocknete Aprikosen, Bohnen, Haferflocken, Hagebutte, Haselnüsse, Heidelbeeren, Hirse, Linsen, Mandeln, Nudeln, Quinoha, schwarzer Tee, Vollkornmehl, Walnüsse, Weizenkeime.

Mikrobereich

- **Mangan in Tee und Bädern:** Borretsch, Johanniskraut, Stiefmütterchen.
- **Mangan in Gewürzkräutern:** Borretsch.
- **Mangan in Gemüse und Salat:** Sojabohne, Spinat, Tomate.
- **Mangan in Obst:** Erdbeere, Pfirsich, Trauben.

Schwefel: siehe Kalium sulfuricum Nr. 6, Seite 98.

Rezepte bei Mangan- und Schwefelmangel

Frühstück

- 48-Elemente-Tee (siehe Seite 72).

Kürbiskernmüsli

Zutaten (Grundrezept)

200 g grobe Haferflocken · 100 g Weizenflocken · 150 g grobblättrige Gerstenflocken · 100 g ungeschwefelte Rosinen · 100 g ungeschwefelte Apfelstücke · 100 g Kürbiskerne · 100 g ganze Haselnüsse
pro Person: **1–2 EL Quark · 1 TL Leinöl · Milch nach Bedarf · 100 g frische Beeren · Honig**

- Hafer-, Weizen- und Gerstenflocken, Rosinen, Apfelstücke, Kürbiskerne und Haselnüsse gut mischen. Pro Person 3–4 EL Kürbiskernmüsli über Nacht in Wasser einweichen.
- Quark mit Leinöl und Milch glatt rühren und die Beeren dazugeben. Nach Geschmack mit Honig süßen und mit den Flocken locker mischen.

Tipp

Das fertig gemischte Müsli kann in Papier- oder Stoffsäckchen aufbewahrt werden. So ist jederzeit ein schnelles Frühstück zur Hand.

Mittagessen

Rote-Bete-Frischkost

Zutaten

ca. 300 g Rote Bete · 1 rote Zwiebel · 2 Äpfel · 1 Becher Joghurt · 50 g Sahne · 3 EL Öl · Saft von ½–1 Orange · 2 TL abgeriebene Schale ungespritzter Orange · 1 TL Senf oder 2 TL Senfsprossen · 1 TL Curry · 1 TL Kräutersalz · einige Radicchioblätter

- Die rohen Rote Bete waschen, bürsten, schälen und grob raspeln. Zwiebel schälen und in feine Würfel schneiden. Äpfel waschen und ebenfalls in Würfel schneiden.

- Joghurt mit Sahne, Öl und Orangensaft glatt rühren. Orangenschale, Senf oder Senfsprossen unterrühren und die Marinade mit Curry und Kräutersalz würzen.
- Die Salatzutaten vorsichtig mischen, die Marinade unterziehen und die Frischkost auf Radicchioblättern anrichten.

Heidelbeerbuchteln

Zutaten

30 g Hefe · 1 TL Ursüße · 1 EL Mehl · 3 EL Milch · 500 g Weizen · 2 Eier · Vollmeersalz · 1 EL Butter · Heidelbeermarmelade · Butter für den Boden der Pfanne

- Hefe, Ursüße, Mehl und erwärmte Milch gut verrühren und so lange an einem warmen Ort gehen lassen, bis sich der Umfang des Vorteiges (Dampferl) etwa verdoppelt hat.
- Fein gemahlener Weizen, Eier, Vollmeersalz und Butter mit dem Vorteig verrühren, den Teig kräftig schlagen und noch einmal ca. 1 Stunde gehen lassen. Mit einem großen Löffel Teig abstechen, mit Heidelbeermarmelade füllen und zu einem Laibchen schließen.
- In einer Pfanne Butter zerlassen, bis der Pfannenboden bedeckt ist. Die Buchteln hineinschichten und nochmals gehen lassen, bis sich ihre Größe verdoppelt hat. Anschließend bei 180 °C 40 Minuten backen.

Chili con carne

Zutaten

4 EL Öl · 1 große Zwiebel · 2 Knoblauchzehen · 500 g Hackfleisch · 1 Paprikaschote · 1 Lorbeerblatt · 1 Dose geschälte Tomaten · Oregano · Chilipulver · Salz · 1½ Dosen rote Bohnen · Paprikapulver · Tabascosoße

- Fein gewiegte Zwiebel, gehackte Knoblauchzehen und Hackfleisch in heißem Öl anrösten. Entkernte, in Streifen geschnittene Paprikaschote und Lorbeerblatt zugeben, 10 Minuten mitrösten. Tomaten mit Saft dazugeben. Mit Oregano, Chilipulver und Salz würzen und 10 Minuten dünsten lassen. Dann die abgegossenen

Bohnen dazugeben und weitere 5 Minuten dünsten lassen. Mit Paprikapulver und einigen Tropfen Tabascosoße abschmecken.

- In rustikalen Tonschälchen mit Schwarzbrot servieren.

Info

Diese mexikanische Spezialität muss feurig-scharf abgeschmeckt werden. Die gewünschte Schärfe kann man mit Chilipulver (Cayennepfeffer), Paprika und Tabascosoße erreichen.

Gemüsetopf mit Buchweizenklößchen

Zutaten

2 Stangen Lauch (Porree) · 250 g Karotten · 400 g Sellerie · 400 g Weißkohl · 10 Pfefferkörner · 2 Lorbeerblätter · Kräutersalz · ½ TL Kümmel · 1 Gemüsebrühwürfel · ¼ l Wasser ¼ l Milch · 1 EL Butter · 100 g Buchweizen · 50 g geriebener Käse · 300 g frische Erbsen · Pfeffer · etwas fein gehackte Petersilie

- Lauch, Karotten, Sellerie und Weißkohl waschen, putzen und klein schneiden. Zusammen mit Pfefferkörnern, Lorbeerblättern, Kräutersalz, Kümmel und Gemüsebrühwürfel im Wasser 20–25 Minuten bei kleinen Hitze garen.
- In der Zwischenzeit die Wasser-Milch-Mischung aufkochen, den frisch gemahlenen Buchweizen und die Butter einrühren und etwa 5 Minuten unter Rühren kochen lassen, bis ein dicker Brei entstanden ist. Die Masse abkühlen lassen und den Käse unterrühren. Mit den Händen kleine Klöße formen und in siedendem Salzwasser bei kleiner Hitze 10 Minuten garen.
- Die Erbsen zum Gemüsetopf geben und alles aufkochen lassen. Zum Schluss die Klöße hinzugeben und das Gericht mit Kräutersalz und frisch gemahlenem Pfeffer abschmecken und mit Petersilie bestreuen.

Tipp

Die Klöße dürfen nur in siedendes, nicht in kochendes Wasser gegeben werden, sonst zerfallen sie.

Abendessen

Spinatomelett

Zutaten

300–400 g Spinat · 1–2 EL Butter · 125–250 ml Sahne · Salz · Pfeffer · Muskat · 4 Eier · 2 EL Weizenmehl · Butter zum Ausbacken · 4 Tomaten · Petersilie

- Den grob gehackten Spinat in Butter dünsten. Sahne zugeben und bei kräftiger Hitze 1–2 Minuten unter ständigem Umrühren kochen lassen. Mit Salz, Pfeffer und Muskat abschmecken.
- Abgekühltes Spinatpüree mit Eigelb und Weizenmehl verrühren. Mit Salz, Pfeffer und Muskat abschmecken. Eiweiß steif schlagen und vorsichtig unterheben. 4 Omelettes in zerlassener Butter ausbacken.
- Die Tomaten kreuzweise einschneiden und unter dem Grill kurz backen oder in ein wenig zerlassener Butter in einem Topf dünsten. Mit Salz und Pfeffer bestreuen und mit Petersilie garnieren.
- Die Spinatomeletts frisch zubereitet mit Weißbrot servieren.

Info

Die Omeletts können je nach Geschmack entweder nur auf einer Seite oder von beiden Seiten gebacken werden.

Spinat mit Schinken und Ei

Zutaten

750 g frischer oder 1 Packung tief gekühlter Spinat (ca. 600 g) · 2–3 EL Butter · Salz · Pfeffer · Muskat · Öl zum Ausfetten der Form · 4–6 Scheiben gekochter Schinken oder Kassler · 4–6 hart gekochte Eier · 2 EL Butter · 2 EL Weizenmehl · ¼ l Fleischbrühe · 100 ml Sahne · 100 g milder Hartkäse

- Frischen Spinat grob hacken und zugedeckt 6–8 Minuten lang in Butter dünsten. Tiefgefrorenen Spinat in einem Sieb auftauen lassen, auspressen und in einem Topf mit Butter erwärmen. Spinat mit Salz, Pfeffer und Muskat abschmecken und in eine gefettete feuerfeste Form geben. Den gekochten Schinken oder das Kassler in der Mitte des Spinats dachziegelartig schichten. Eier der Länge nach halbieren und rings um das Fleisch auf den Spinat legen.

- Butter bei schwacher Hitze zerlassen und Weizenmehl unterrühren. Einige Minuten schmoren lassen. Mit Fleischbrühe und Sahne aufgießen, bis eine glatte Soße entstanden ist. Ein paar Minuten weiterkochen lassen. Die Herdplatte ausschalten und 50–70 g geriebenen Käse unterrühren. Wenn der Käse geschmolzen ist, mit Salz und Pfeffer abschmecken.
- Spinat und Fleisch mit der Soße übergießen, den restlichen geriebenen Käse darüber streuen und im Herd bei 225 °C überbacken, bis der Käse goldgelb ist.
- Sehr heiß mit Weißbrot servieren.

Linsensalat

Zutaten

300 g Linsen · 1 l Wasser · 1 Prise Bohnenkraut · 1 kleines Lorbeerblatt · 1 Stange Lauch (Porree) · 2–3 Tomaten · 4 EL kalt gepresstes Öl · Kräutersalz · 1 TL Senf · 2–3 EL Apfelessig · gehackte Petersilie

- Linsen waschen und einen Tag lang in Wasser quellen lassen. Dann die Linsen mit dem Einweichwasser, Bohnenkraut und Lorbeerblatt weich kochen. Kein Salz zugeben!
- Lauch sauber waschen und in feine Ringe schneiden. Tomaten würfeln. Öl, Kräutersalz, Senf und Apfelessig verrühren. Linsen, Lauch und Tomaten mit der Salatsoße vermischen und mit gehackter Petersilie bestreuen.

Cuprum arsenicosum Nr. 19

Was bewirkt der Mineralstoff im Körper?

- Er ist ein wichtiger Bestandteil verschiedener Enzyme und ein wichtiger Enzymaktivator.
- Er ist ein wichtiges Antioxidans und daher Bestandteil der Antioxidantienmischung nach Dr. Schüßler.
- Cuprum arsenicosum Nr. 19 beeinflusst das Zellwachstum.
- Er hilft bei Krämpfen des zentralen Nervensystems (Epilepsie), aber auch bei Neuralgien.
- Er ist wichtig für die geistige Entwicklung von Kindern.
- Der Mineralstoff steuert den Melaninhaushalt.
- Es reguliert die Bildung der Schilddrüsenhormone.

Wie macht sich ein Mangel bemerkbar?

Krämpfe des Zentralnervensystems (Epilepsie), Vitiligo (Weißflechtenkrankheit).

Bei Problemen mit dem Zentralnervensystem sollte Cuprum arsenicosum Nr. 19 zusammen mit Kalium chloratum Nr. 4, Kalium sulfuricum Nr. 6 und Calcium sulfuricum Nr. 12 eingenommen werden.

Die Eisenaufnahme wird gefördert durch eine Kombination aus Ferrum phosphoricum Nr. 3, Manganum sulfuricum Nr. 17 und Cuprum arsenicosum Nr. 19.

Hinweis

Diabetiker und Schwangere haben einen erhöhten Kupferbedarf.

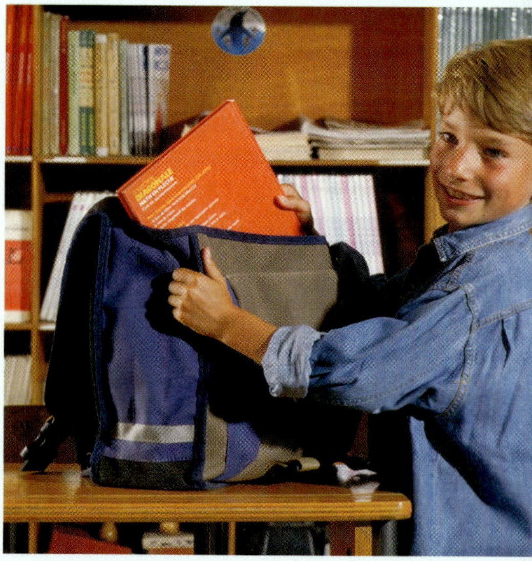

▶ Bei Kindern unterstützt Cuprum arsenicosum Nr. 19 die geistige Entwicklung.

Ergänzung auf der Makroebene

Bei einem Kupfermangel sollte auf der Makroebene ein höher dosiertes Kupferpräparat eingenommen werden.

Info

Kupfer und Zink sollten auf der Makroebene nicht zusammen eingenommen werden, weil sie sich bei der Aufnahme gegenseitig behindern. In der Biochemie nach Dr. Schüßler ist die Mischung der Mineralstoffe auf der Mikroebene möglich.

Lebensmittelempfehlungen Makrobereich

- **Kupfer in Lebensmitteln:** Austern, Bierhefe, weiße Bohnen, Cashewnüsse, Champignons, Edamer Käse, Emmentaler Käse, Erbsen, Geflügel, Getreide, Hering, Hummer, Kalbsleber, Kalbfleisch, Kokosnüsse, Lachs, Limabohnen, Linsen, Pfifferlinge, Rindsleber, Roggenbrot, Scholle, Steinpilze, Weizenvollkornbrot.
- **Arsen** Wie Selen ist auch Arsen ein Halbmetall. Die biochemische Wechselwirkung zwischen Arsen und Selen dürfte stabilisierend für den Stoffwechsel des Immunsystems sein. Arsen fördert das Wachstum und die Fruchtbarkeit (Fertilität). Eine nahrungsbedingte Arsenunterversorgung dürfte zu einem vorzeitigen Zerfall von Zellbestandteilen und der Zellmembran führen.

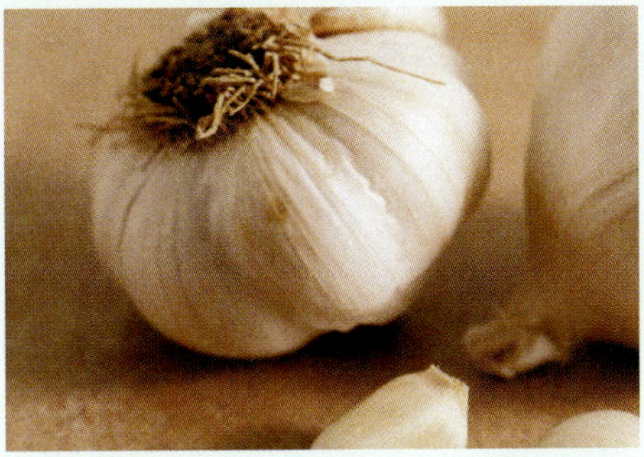

Mikrobereich

- **Kupfer in Tee und Bädern:** Anis, Arnika, Frauendistel, Frauenmantel, Gundelrebe, Hagebutte, Hauswurz, Holunderblüten, Liebstöckel, Lungenkraut, Malve, Raute, Ringelblume, Schafgarbe, Spitzwegerich, Stiefmütterchen, Tausendgüldenkraut, Weißdorn.
- **Kupfer in Gewürzkräutern:** Anis, Basilikum, Bohnenkraut, Knoblauch, Kümmel, Zwiebel.
- **Kupfer in Gemüse und Salat:** Bohnen, Erbsen, Paprika.
- **Kupfer in Obst:** Apfelsine, Pfirsich, Pflaume.
- **Arsen in Tee und Bädern:** Akelei, Arnika, Ehrenpreis, Gundelrebe, Johanniskraut, Liebstöckel, Rosmarin, Stiefmütterchen, Waldmeister, Weidenrinde, Wollkraut.
- **Arsen in Gewürzkräutern:** Bohnenkraut, Liebstöckel, Petersilie, Senfkörner.
- **Arsen in Gemüse und Salat:** Bohnen, Kartoffeln, Kohlrabi, Kopfsalat, Rettich, Rote Bete.
- **Arsen in Obst:** Himbeere.

Rezepte bei Kupfer- und Arsenmangel

Frühstück

- Hagebuttentee.

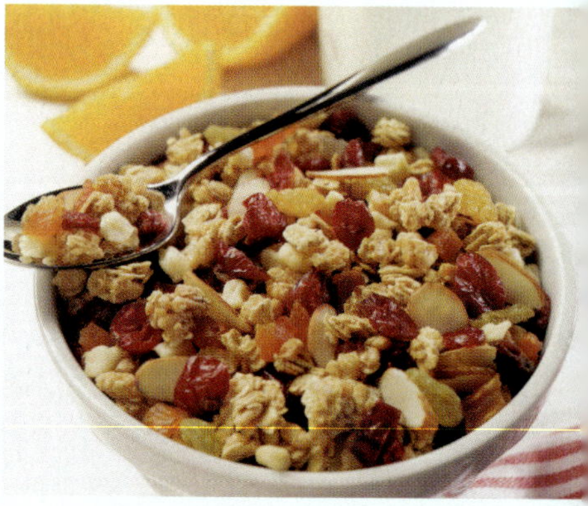

Studentenmüsli

Zutaten

250 g Hirseflocken · 250 g grobe Haferflocken 150 g Sojaflocken · 100 g Rosinen · 100 g ganze Haselnüsse · 100 g Sonnenblumenkerne · 50 g Leinsamen · Milch oder Sahne nach Bedarf · 1 Apfel pro Person · Honig

- Hirse-, Hafer- und Sojaflocken, Rosinen, Nüsse, Sonnenblumenkerne und Leinsamen mischen.
- Pro Person 3–4 EL Studentenmüsli über Nacht in etwas Wasser einweichen. Milch oder Sahne, den geriebenen Apfel und Honig nach Geschmack hinzufügen, locker durchmischen.

Tipp

Das Müsli kann durch die Zugabe verschiedener Obstsorten – am besten je nach Jahreszeit – täglich variiert werden.

Mittagessen

Griechischer Salat mit Sesamsamen

Zutaten

1 Zwiebel · 2–3 Tomaten · 1 Gurke · 1 kleiner grüner Salat · 100 g Schafskäse · 1 EL Sesamsamen · ½ Becher Sauerrahm · 2 EL Mayonnaise · 1 TL Zitronensaft

- Die Zwiebel in Ringe schneiden und die Tomaten vierteln. Mit Gurkenwürfeln auf grünem Salat anrichten.

- Für die Soße Sauerrahm, Mayonnaise und Zitronensaft verrühren. Über den Salat gießen und mit in Scheiben geschnittenem Schafskäse und den Sesamsamen garnieren.

Legierte Spargelsuppe

Zutaten

200 g Spargel · 1 l Wasser · 1 TL Vollmeersalz · 1 TL Suppenextrakt · 50 g Vollkorngrieß · 1 Ei · 5 g Butter · Schnittlauch

- Den Spargel sorgfältig von oben nach unten schälen, in kleine Stücke schneiden und mit Wasser, Vollmeersalz und Suppenextrakt 20–30 Minuten leicht kochen lassen.
- Dann unter ständigem Rühren den Grieß hinzugeben und weitere 2 Minuten kochen lassen. Den Brei von der Kochstelle nehmen, verquirltes Ei und Butter unterziehen und mit Schnittlauch bestreut servieren.

Zucchinipuffer mit Knoblauchsoße

Zutaten

500 g Zucchini · Zitronensaft · 2 Eier · Vollmeersalz oder Kräutersalz · Pfeffer · 4–5 gehäufte EL Haferflocken · Reformhausmargarine zum Braten · 1 Becher Joghurt · 2 EL Sauerrahm · 2–3 Knoblauchzehen · Zitronensaft nach Geschmack · Kräutersalz · Petersilie oder Kerbel nach Geschmack

- Die Zucchini waschen, dünn schälen, fein reiben und mit Zitronensaft beträufeln. Eier, Salz, Pfeffer und Haferflocken verquirlen und kurz quellen lassen. Inzwischen die Zucchini auf Küchenpapier ausbreiten, leicht ausdrücken und unter den Teig mischen. Eine Pfanne mit wenig Reformhausmargarine ausstreichen. Den Teig esslöffelweise hineingeben und die Puffer von beiden Seiten rasch goldgelb braten.
- Für die Knoblauchsoße Joghurt, Sauerrahm, zerdrückte Knoblauchzehen, Zitronensaft, Kräutersalz und Kräuter verrühren.
- Die Zucchinipuffer sofort mit Knoblauchsoße servieren.

Überbackene Buchweizennockerl auf Champignons

Zutaten

350 g Zwiebeln · 200 g Buchweizenflocken · 1 TL Butter · 400 ml klare Gemüsebrühe · Vollmeersalz oder Kräutersalz · Curry · 2 Eier · gehackte Petersilie · evtl. Vollkornbrösel · 600 g Champignons · Reformhausmargarine für die Pfanne · Pfeffer aus der Mühle · ⅛ l Sahne · 80 g Gouda

- Für die Nockerl 150 g Zwiebeln fein schneiden und ohne Fett in einer Pfanne andünsten. Buchweizenflocken hinzufügen und unter ständigem Rühren leicht rösten. Butter dazugeben und zergehen lassen. Die Masse mit Gemüsebrühe aufgießen, von der Herdplatte nehmen und 10 Minuten ausquellen lassen. Salz, Curry, Petersilie und Eier unter die lauwarme Buchweizenmasse rühren. Ist die Masse zu weich, Vollkornbrösel dazugeben. Mit zwei Löffeln 16 Nockerl abstechen, in kochendes Wasser legen und 8–10 Minuten leicht kochen.
- In der Zwischenzeit die restlichen Zwiebeln schälen und in Ringe schneiden. Champignons in Scheiben schneiden. In einer Pfanne Reformhausmargarine zergehen lassen. Die Zwiebeln kurz darin andünsten, dann die Champignons dazugeben, ebenfalls kurz anbraten und das Ganze mit Kräutersalz und Pfeffer abschmecken.
- Die Pilze in eine feuerfeste Form geben und die Buchweizennockerl darauf setzen. Käse fein reiben, mit der Sahne verrühren und über den Nockerl verteilen. Den Auflauf auf der mittleren Schiene des vorgeheizten Backofens bei 220 °C 5–8 Minuten überbacken. Vor dem Servieren mit Petersilie bestreuen.

Abendessen

Haferflockensuppe

Zutaten

1 Karotte · 1 kleines Stück Petersilienwurzel · 1 kleines Stück Sellerie · 1 kleines Stück Lauch (Porree) · 80 g Haferflocken · Kräutersalz · Muskat · 1¼ l Wasser · Gemüsebrühwürfel · Petersilie · 2–3 TL kalt gepresstes Distelöl

- Karotte, Petersilienwurzel, Sellerie und Lauch sehr fein hacken. Zusammen mit Wasser, Gemüsebrühwürfel, Salz, Muskat und Haferflocken 10 Minuten leicht kochen lassen. Zum Schluss die Suppe mit Öl und der fein gehackten Petersilie abschmecken.

Zincum chloratum Nr. 21

Was bewirkt der Mineralstoff im Körper?

- Er ist Bestandteil wichtiger Enzyme und bindet Schwermetalle.
- Er ist ein wichtiges Antioxidans und daher Bestandteil der Antioxidantienmischung in der Biochemie nach Dr. Schüßler.
- Der Mineralstoff steuert das Zellwachstum und die Zelldifferenzierung und ist besonders wichtig für die Keimzellen und die Hormonproduktion.
- Er ist wichtig für den Stoffwechsel der Augen.
- Er ist wichtig für das Immunsystem und daher für eine gute Abwehrreaktion des Organismus.
- Zincum chloratum Nr. 21 ist Bestandteil des Zink-Insulin-Komplexes in der Bauchspeicheldrüse.
- Er unterstützt die Leber bei der Alkoholentgiftung.
- Er ist wichtig für den Säure-Basen-Haushalt.
- Er ist essenziell für Haut, Haare und Nägel.

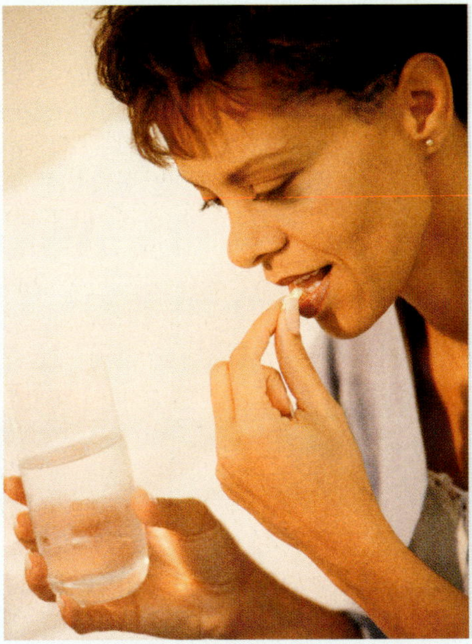

▲ Nr. 21 ist ein wahres Allround-Talent und essenziell für Haut, Haare und Nägel.

Wie macht sich ein Mangel bemerkbar?

Diabetes, Unfruchtbarkeit (Infertilität), Haarausfall (besonders kreisrunder Haarausfall), weiße Flecken auf den Nägeln, Schwermetallvergiftung, Ekzeme, depressive Verstimmungen, Antriebslosigkeit, Makuladegeneration.

Ergänzung auf der Makroebene

Hier sollte an ein Zinkpräparat gedacht werden, das meist in Kombination mit Vitaminen (meist Vitamin C) oder anderen Spurenelementen angeboten wird.

Hinweis

Zink sollte möglichst am Abend eingenommen werden und auf der Makroebene nicht zusammen mit Kupfer.

Lebensmittelempfehlungen Makrobereich

- **Zink in Lebensmitteln:** Amarant, Bierhefe, Haferflocken, Hühnereigelb, Käse, Kakaopulver, Kalbsleber, Kalbfleisch, Linsen, Magermilchpulver, Mohn, Paranüsse, Parmesan, Rindfleisch, Roggenkeime, Roggenvollkornmehl, Schweineleber, Sojamehl, Sonnenblumenkerne, schwarzer Tee, Weizenkeime.

Mikrobereich

- **Zink in Tee und Bädern:** Aloe vera, Anis, Baldrian, Borretsch, Ehrenpreis, Eisenkraut, Fenchel, Frauenmantel, Hagebutte, Hanf, Holunderblüten, Hopfenblüten, Huflattich, Isländisches Moos, Johanniskraut, Lavendel, Kamille, Leinsamen, Liebstöckel, Lindenblüten, Löwenzahn, Malve, Melisse,

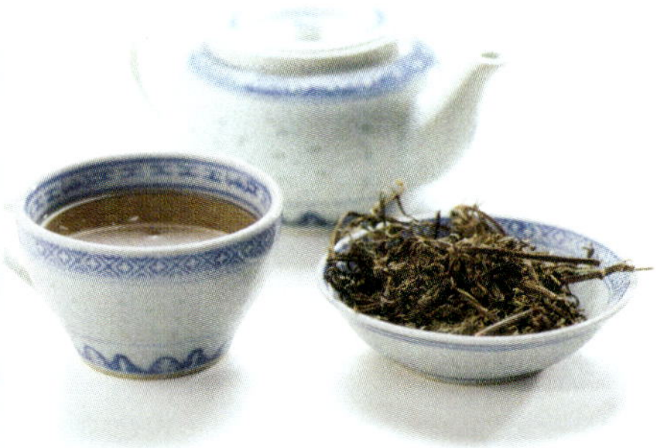

▲ Reich an Zink: Tee.

Pfefferminze, Ringelblume, Salbei, Schafgarbe, Spitzwegerich, Wacholderbeeren, Waldmeister, Weißdorn, Wermut, Zinnkraut.

- **Zink in Gewürzkräutern:** Anis, Basilikum, Borretsch, Fenchel, Knoblauch, Kümmel, Liebstöckel, Muskatnuss, Schnittlauch, Zwiebel.
- **Zink in Gemüse und Salat:** Blumenkohl, Erbsen, Kohlrabi, Kopfsalat, Paprikaschoten, Rettich, Rosenkohl, Rote Bete, Sojabohne, Spinat, Weißkohl.
- **Zink in Obst:** Apfel, Birne, Erdbeere, Himbeere, Pfirsich, Sauerkirsche, Zitrone.

Chlorid: siehe Kalium chloratum Nr. 4, Seite 88.

Rezepte bei Zinkmangel

Frühstück

- 48-Elemente-Tee (siehe Seite 72), Sonnenblumenbrot mit Butter und Paprika.

Mittagessen

Zwiebelsuppe

Zutaten

2 Zwiebeln · 1 l Wasser · Gemüsebrühwürfel · Weizentoast · Käsescheiben

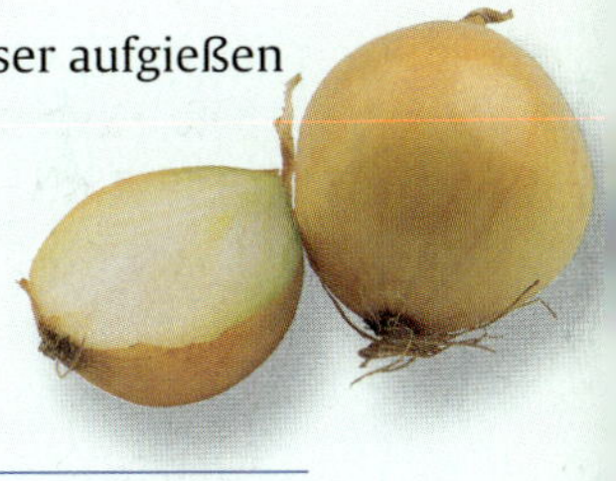

- Die Zwiebeln klein schneiden und ohne Fett kurz anrösten. Mit Wasser aufgießen und aufkochen lassen. Die Suppe mit Gemüsebrühwürfel würzen.
- Dazu schmeckt mit Käse überbackener Weizentoast.

Brokkoligratin mit Roten Beten

Zutaten

300–400 g Rote Bete · 900 g Brokkoli · 125–250 ml Wasser · Vollmeersalz · Muskat · 100 g Hafer · 120 g Mandeln · 1 Knoblauchzehe · Öl zum Ausfetten der Form · Kräutersalz · Pfeffer · ca. 150 g Hartkäse

- Rote Bete waschen, putzen und in kochendem Wasser 40–60 Minuten weich kochen. Anschließend mit kaltem Wasser abschrecken, die Haut abziehen und die Knollen in dünne Scheiben schneiden.
- Brokkoli waschen, putzen und in Röschen zerteilen. Die Stiele schälen und klein schneiden. Wasser mit Vollmeersalz und Muskat würzen und Brokkoli 10–20 Minuten im kochenden Wasser bissfest garen.
- Hafer mittelgrob schroten, zusammen mit 70 g gemahlenen Mandeln und zerdrückter Knoblauchzehe in einer Pfanne ohne Fett rösten.
- Eine gefettete Auflaufform mit den Rote-Bete-Scheiben auslegen, mit Kräutersalz und frisch gemahlenem Pfeffer würzen. Brokkoli mit der Hafer-Mandel-Masse mischen und über den Roten Beeten verteilen. Das Gratin mit den restlichen gehobelten Mandeln und dem grob geraspelten Käse bestreuen und auf der mittleren Schiene im vorgeheizten Backofen bei 200 °C so lange backen, bis der Käse zu schmelzen beginnt.

Abendessen

Camembert-Champignons

Zutaten

100 g reifer Camembert · 50 g Butter · 3 EL Joghurt · 100 g Champignons · 1 EL fein geschnittener Schnittlauch

- Camembert und Butter mit einer Gabel fein zerdrücken und Joghurt unterziehen.
- Von den Champignons 1 bis 2 zum Verzieren zurücklassen. Den Rest hacken und mit dem Schnittlauch unter die Käsemasse mischen. 30 Minuten kühl stellen.
- Dazu schmeckt Vollkornknäckebrot.

Zwiebelkuchen „Marseille“

Zutaten

175 g Weizenvollkornmehl · ½ TL Vollmeersalz · 5 EL Wasser · 75 g Butter · 500 g Zwiebeln · Selleriesalz · 1 Becher Sauerrahm · 1 gehäufter EL Weizenvollkornmehl · 2 Eier · Pfeffer · Paprikapulver

- Weizenvollkornmehl mit Salz und etwas Wasser vermengen. Mit der kalten, fein geschnittenen Butter zu einem geschmeidigen Teig verkneten und eine Springform damit auslegen. Den Rand ca. 2 cm hochziehen. Den Teig 30 Minuten ruhen lassen. Anschließend den Boden mit einer Gabel mehrmals einstechen und bei 200 °C auf der mittleren Schiene des Backofens 10 Minuten vorbacken.
- Die Zwiebeln schälen, halbieren, in dünne Scheiben schneiden, in Butter dünsten und mit Selleriesalz würzen. In den Sauerrahm restliches Weizenvollkornmehl, Eier und die gedünsteten Zwiebeln einrühren und mit Vollmeersalz und Pfeffer abschmecken.
- Auf den vorgebackenen Teig streichen, mit Paprikapulver bestreuen und bei 200 °C 25–30 Minuten weiterbacken.
- Den Zwiebelkuchen warm servieren.
- Schmeckt vorzüglich zu Wein oder Bier.

Calcium carbonicum Nr. 22

Was bewirkt der Mineralstoff im Körper?

- Er ist mitverantwortlich für den gesamten Aufbau des Körpers.
- Er hilft bei Schwächezuständen.
- Für Kinder mit Entwicklungsrückständen ist Calcium carbonicum Nr. 22 ein wichtiger Mineralstoff.

Info

Calcium carbonicum Nr. 22 wirkt sehr langsam, aber anhaltend.

Wie macht sich ein Mangel bemerkbar?

Frühzeitiges Altern, chronischer Schleimhautkatarrh der Augen und der Ohren sowie der Luftwege, Lymphdrüsenschwellungen, Schwächezustände.

Ergänzung auf der Makroebene

Auf der Makroebene empfiehlt sich ein grobstoffliches Kalziumpräparat.

Lebensmittelempfehlungen

Kalzium: siehe Calcium fluoratum Nr. 1, Seite 70.

▼ Menschen, die im Gebirge leben, benötigen mehr von diesem Mineralstoff, weil sich der Körper permanent gegen die starke Strahlung in den Bergen abschirmen muss.

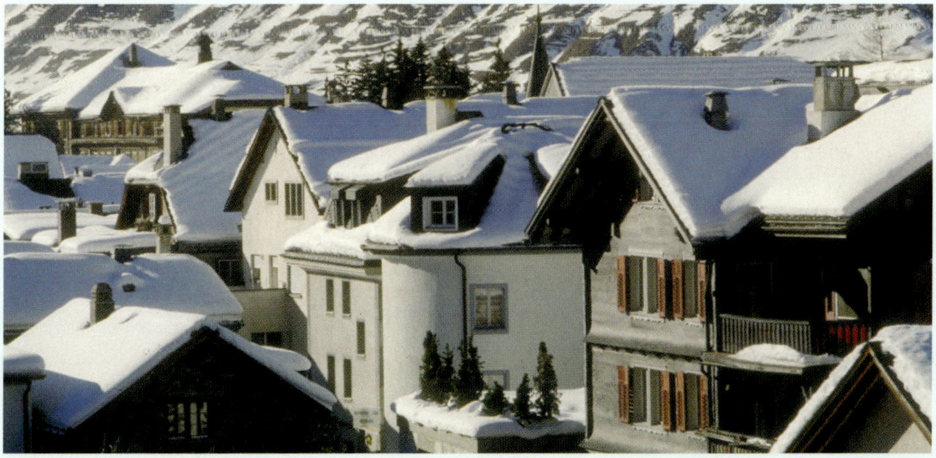

Natrium bicarbonicum Nr. 23

Was bewirkt der Mineralstoff im Körper?

- Er aktiviert einen trägen Stoffwechsel und die Tätigkeit der Bauchspeicheldrüse.
- Er ist ein wichtiger Puffer und reguliert den pH-Wert des Blutes.
- Der Mineralstoff unterstützt die Leber bei der Harnstoffsynthese und fördert die Ausscheidung des giftgen Ammoniaks.

Wie macht sich ein Mangel bemerkbar?

Ungenügende Ausscheidung von Schlacken, zu viel Harnsäure im Blut und im Gewebe.

Ergänzung auf der Makroebene

Man sollte nicht mit einem Basenpulver in die Verdauung eingreifen, da dadurch die Funktion der Bauchspeicheldrüse beeinträchtigt werden kann. Der Grund dafür ist die Produktion von Bikarbonatmolekülen. Es besteht nämlich ein direkter Zusammenhang zwischen Magensäure und Bikarbonat, denn bei der Salzsäureproduktion der Belegzellen des Magen wird pro Salzsäuremolekül ein Molekül Bikarbonat an die Bauchspeicheldrüse abgegeben.

Bei der Einnahme eines Basenpulvers wird die Magensäure gepuffert, also neutralisiert. Die Magensäure wird allerdings rasch vermehrt nachgebildet. Gleichzeitig mit der gesteigerten Magensäureproduktion wird aber auch mehr Bikarbonat an die Bauchspeicheldrüse abgegeben. Die übermäßige Basenproduktion irritiert die Bauchspeicheldrüse. Die Folge können chronische Verdauungsstörungen oder gar eine Beeinträchtigung der Funktion der Bauchspeicheldrüse sein.

Die Ammoniakentgiftung in der Leber kann mit Natrium bicarbonicum Nr. 23 in Kombination mit Natrium sulfuricum Nr. 10 und Manganum sulfuricum Nr. 17 angeregt oder reguliert werden.

Lebensmittelempfehlungen

Natrium: siehe Natrium chloratum Nr. 8, Seite 108.

Rezepte bei Bikarbonatmangel

Tipp

Als Getränk eignet sich basisches Mineralwasser, ein Mineralwasser mit vielen Bikarbonat-Ionen. Mineralwässer mit einem pH-Wert über 7 gelten als basisch. Der pH-Wert des Mineralwassers wird meist auf dem Etikett angegeben.

Mittagessen

Basensuppe mit Grünkernnockerl

Zutaten

1 Zwiebel · 1 l Wasser · 3 Kartoffeln · 3 Karotten · 1 Stange Lauch (Porree) · ½ Sellerie · 1 Petersilienwurzel · ½ Weißkohl · Liebstöckel · Brennnessel · Petersilienblätter · Vollmeersalz · Distelöl · Gemüsebrühwürfel · 50 g Butter · Kräutersalz · Muskat · 1 Ei · 100 g Grünkernschrot

- Die gewürfelte Zwiebel kurz ohne Fett anrösten und mit Wasser aufgießen. Klein geschnittene Kartoffeln, Karotten, Lauch, Sellerie, Petersilienwurzel und Weißkohl dazugeben. 20 Minuten kochen lassen. Dann die klein gehackten Kräuter zufügen und weitere 10 Minuten köcheln lassen. Das Gemüse abseihen und die Suppe mit Gemüsebrühwürfel, Vollmeersalz und Distelöl würzen.
- Für die Grünkernnockerl die Butter schaumig rühren und mit Kräutersalz und Muskat würzen. Dann Ei und Grünkernschrot einrühren. Die Masse 30 Minuten ruhen lassen. Mit einem Esslöffel kleine Nockerl abstechen und 30 Minuten in der Suppe kochen.

Info

Bei diesem Mineralstoff sind auch die Rezepte von Natrium chloratum Nr. 8 (siehe ab Seite 108) zu empfehlen.

Selenium Nr. 26

Was bewirkt der Mineralstoff im Körper?

- Er bindet Schwermetalle im Körper und ist ein wichtiges Antioxidans.
- Er ist ein Wachstumsfaktor für alle Zellen.
- In der Leber unterstützt Selenium Nr. 26 ganz wesentlich die Entgiftungsvorgänge.
- Er regt die Funktion der Schilddrüse an.

Wie macht sich ein Mangel bemerkbar?

Oxidative Belastungen und deren Folgeerkrankungen wie Schwermetallbelastungen, Herpes, schwache Entgiftungsleistung der Leber, Schilddrüsendysfunktion oder Bauchspeicheldrüsenstörungen.

Zum Alkoholentzug ist eine Kombination aus Magnesium phosphoricum Nr. 7, Natrium chloratum Nr. 8, Natrium sulfuricum Nr. 10, Zincum chloratum Nr. 21 und Selenium Nr. 26 zu empfehlen. Die Raucherentwöhnung können Magnesium phosphoricum Nr. 7 und Natrium chloratum Nr. 8 zusammen mit Selenium Nr. 26 unterstützen.

Info

Amalgam-Füllungen sind wahre Selenräuber!

Ergänzung auf der Makroebene

Zu empfehlen sind Selenpräparate, auch in Kombination mit anderen Spurenelementen.

Lebensmittelempfehlungen Makrobereich

- **Selen in Lebensmitteln:** Aal, Brasse, Bückling, Eier, Eierteigwaren, Forelle, Garnelen, Hecht, Hering, Hummer, Kokosnüsse, Makrelen, Nieren, Paranüsse, Sardinen, Scholle, Steinpilze, Thunfisch, Tintenfisch, Zander.

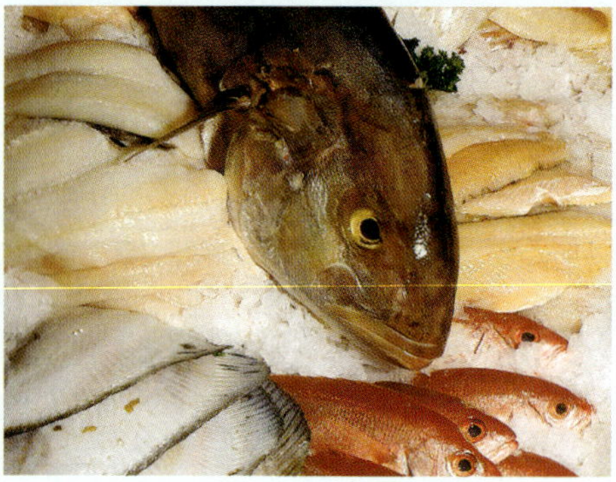

▲ Selenreich: Fisch

Mikrobereich

- **Selen in Tee und Bädern:** Arnika, Bockshornklee, Bohnenhülsen, Frauenmantel, Gnadenkraut, Goldrute, Holunderblüten, Johanniskraut, Kamille, Leinsamen, Melisse, Schafgarbe, Schlüsselblume, Spitzwegerich, Taubnesseln.
- **Selen in Gewürzkräutern:** Knoblauch, Kümmel.
- **Selen in Gemüse und Salat:** grüne Bohnen, Lauch, Paprikaschoten, Rotkohl, Sojabohne.
- **Selen in Obst:** Birne.

Rezepte bei Selenmangel

Frühstück

- Stoffwechseltee, Rühreier, Vollkornbrot, Butter.

Mittagessen

Holländische Lauchsuppe

Zutaten

300 g Lauch (Porree) · 1 l Wasser · ½ TL Vollmeersalz · 1 TL Gemüsebrüheextrakt · 1 Messerspitze Cayennepfeffer · ½ gestrichener TL Curry · 50 g geriebener Gouda · 2 Eier · Butter · 1 Bund Schnittlauch

- Den Lauch putzen, der Länge nach halbieren, sorgfältig waschen und in feine Streifen schneiden. Vollmeersalz und Gemüsebrühe zum Wasser geben und den Lauch ca. 20 Minuten leicht kochen lassen. Mit Cayennepfeffer und Curry würzen und mit geriebenem Gouda den Geschmack abrunden.
- Eier verquirlen und in einer Pfanne in Butter kurz als leichte Rühreier ausbacken. In Suppentassen verteilen und die heiße Suppe darüber geben. Mit fein geschnittenem Schnittlauch garnieren.

Zanderfilet mit gekochten Eiern

Zutaten (pro Person)

1 kleines Zanderfilet · Dinkelmehl zum Panieren · 1 EL Butter · Salz · 1 hart gekochtes Ei

- Filet waschen und abtupfen, in Dinkelmehl wenden und in Butter ausbraten. Nach Geschmack salzen.
- Ei grob hacken und über den gebratenen Fisch streuen.

Petersilienkartoffeln

Zutaten (pro Person)

3 Kartoffeln · 1 Bund Pertersilie · 2 EL Butter

- Die Kartoffeln kochen, schälen und in Butter schwenken. Frische gehackte Petersilie darauf streuen.

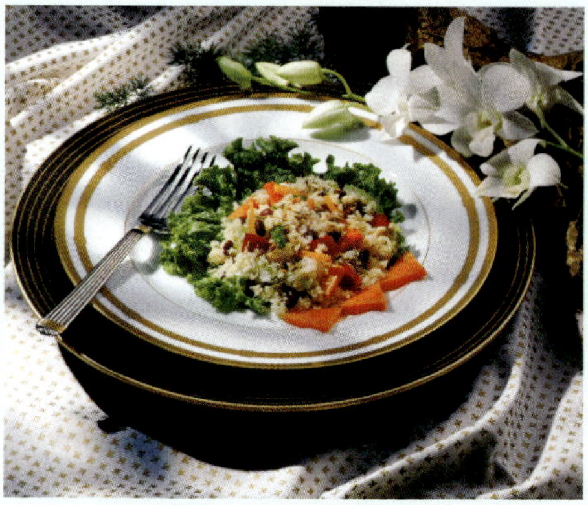

Exotentopf

Zutaten

500 g Zucchini · 500 g rote und grüne Paprikaschoten · 300 g Auberginen · 250 g Zwiebeln · 1–2 Knoblauchzehen · 1–2 Peperoni · Butter · 1 gestrichener TL Vollmeersalz · Suppenextrakt · 1 Lorbeerblatt · knapp 1/4 l Weißwein · 150 g Gouda · 350 g Tomaten

- Zucchini, Paprikaschoten, Auberginen und Zwiebeln grob würfeln, Knoblauch und Peperoni fein schneiden. Das Gemüse in Butter ca. 10 Minuten dünsten, mit Vollmeersalz und Suppenextrakt würzen und das Lorbeerblatt zufügen. Anschließend mit Weißwein aufgießen und ca. 20 Minuten leicht kochen lassen. Zum Schluss den grob geriebenen Käse unterziehen und die klein gewürfelten Tomaten unterheben.
- Mit Risotto, Polenta (Maisgrieß) oder Curryreis servieren.

Abendessen

Leinsamenbrötchen mit Knoblauchbutter

Zutaten

600 g Weizen · 400 g Dinkel · 100 g Leinsamen · ¾ l Milch · 2 TL Vollmeersalz · 1 TL gemahlener Kümmel · 1 TL gemahlener Koriander · 50 g Butter · 1–2 Päckchen Trockenhefe · Milch · Sesamsamen · 150 g Butter · Hefewürze · 5 Knoblauchzehen

- Fein gemahlenen Weizen und Dinkel, Leinsamen, warme Milch, Vollmeersalz, Kümmel, Koriander, zerlassene Butter und Trockenhefe verkneten und den Teig so lange gehen lassen, bis sich die Teigmenge verdoppelt hat.
- Dann aus dem Teig Brötchen oder Zöpfe formen, mit Milch bestreichen und mit Sesamsamen bestreuen. 20–30 Minuten bei mittlerer Hitze backen.
- Die Butter schaumig rühren, mit Hefewürze abschmecken und die zerdrückten Knoblauchzehen einrühren.

Thunfischsalat

Zutaten

1 Dose Thunfisch (180 g) · 150 g grüne Bohnen · 2 EL Erbsen · 150 g Spargel · 2 Essiggurken · ½ Zwiebel · Zitronensaft · 100 g Mayonnaise · 2 EL Joghurt · Worcestersoße · 1 hart gekochtes Ei · 1 Tomate · Oliven · Salatblätter

- Den Thunfisch zerpflücken, grüne Bohnen bissfest kochen. Mit klein geschnittenen Gurken, Spargel, Zwiebelwürfeln und Erbsen mischen und mit Zitronensaft marinieren. Alle Zutaten mit Mayonnaise und Joghurt vermischen und mit Worcestersoße abschmecken.
- Mit Ei, Tomatenscheiben und Oliven garnieren und auf Salatblättern anrichten.

Tipp

Der Salat kann auch mit eingelegten Paprikaschoten, Tomaten, hart gekochten Eiern, Kapern, Chicorée, Bleichsellerie und Mais statt Erbsen zubereitet werden.

Quiche „Provence“

Zutaten

200 g Weizenvollkornmehl · 100 g Magerquark · 100 g kalte Butter · 1 gestrichener TL Vollmeersalz · 3 EL Vollkorn-Semmelbrösel · 4 große Eier · 1 gehäufter EL Weizenvollkornmehl · 4 EL Sahne · ½ TL Kräutersalz · 1 TL Curry · ½ TL Rosmarin · 1 EL gehackte Petersilie · 250 g frische Champignons · ½ frische Ananas

- Mehl mit Magerquark, Salz und der fein geschnittenen Butter rasch verkneten. Den Teig 1 Stunde kühl stellen, dann ausrollen, eine Springform belegen und einen 3 cm hohen Rand hochdrücken. Semmelbrösel darauf verteilen.
- Die Eier mit dem Schneebesen verrühren, Sahne, Weizenvollkornmehl, Kräutersalz, Curry, Rosmarin und Petersilie dazugeben.
- Die fein geschnittenen Champignons und Ananas in der Springform verteilen und mit der Eiersoße übergießen. Bei 210 °C im vorgeheizten Backofen auf der untersten Schiene 35–40 Minuten backen.
- Warm servieren und frische Salate dazu reichen.

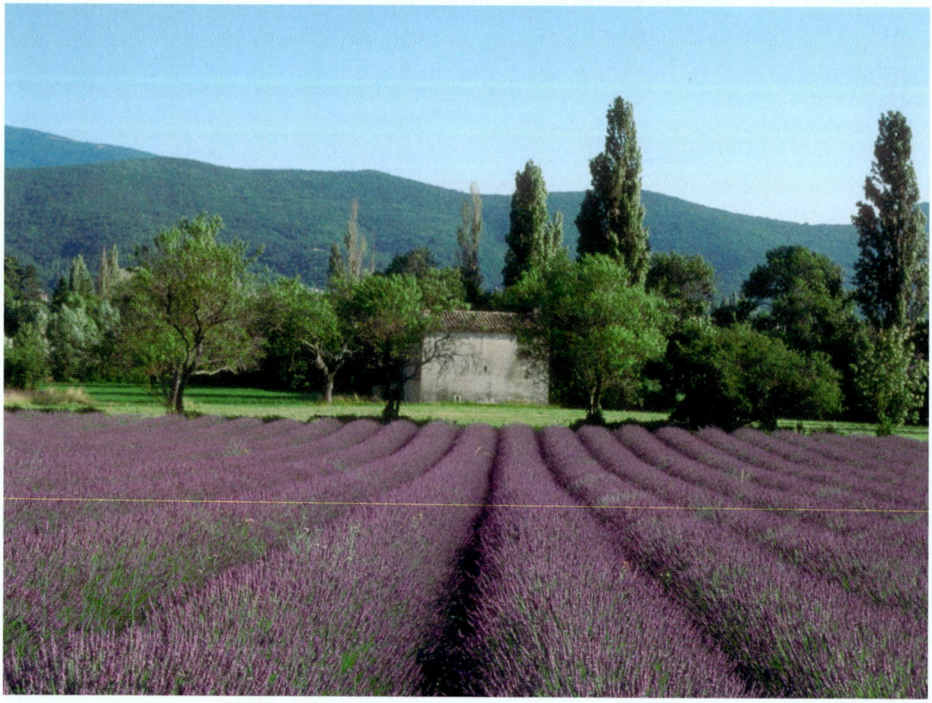

Kalium bichromicum Nr. 27

Was bewirkt der Mineralstoff im Körper?

- Er ist Bestandteil des Glukosetoleranzfaktors und damit wichtig für die Verarbeitung von Zucker.
- Er reguliert den Cholesterinstoffwechsel in der Leber.
- Er reguliert den Fettstoffwechsel.
- Kalium bichromicum Nr. 27 behindert wahrscheinlich die Bildung arteriosklerotischer Plaques durch Erhöhen des „gesunden" HDL-Cholesterins und Absenken des Gesamtcholesterins.
- Er wandelt Körperfett in Muskelmasse um.

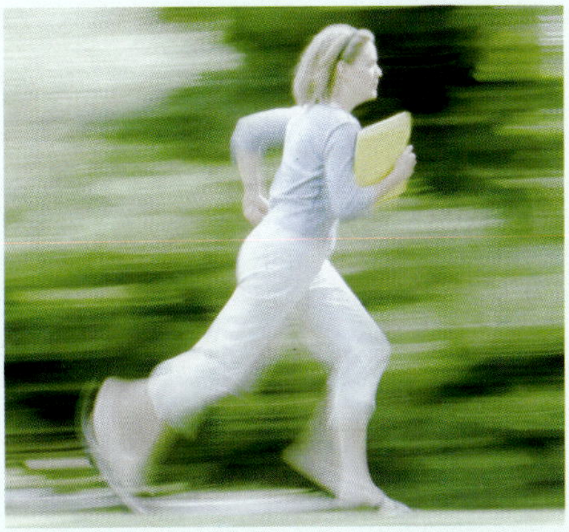

▲ Sportler verlieren über Schweiß und Urin mehr als das Doppelte an Chrom als Nichtsportler und benötigen deshalb mehr von diesem Spurenelement.

Wie macht sich ein Mangel bemerkbar?

Hypoglykämie (Unterzuckerung), Hy pergykämie (Überzuckerung), Diabetes Typ I und Typ II, Arteriosklerose, Adipositas (Fettleibigkeit).

Bei erhöhten Cholesterinwerten wird eine Kombination aus Ferrum phosphoricum Nr. 7, Natrium phosphoricum Nr. 9, Natrium sulfuricum Nr. 10 und Kalium bichromicum Nr. 27 empfohlen.

Ergänzung auf der Makroebene

Es sollte vor allem ein qualitativ hochwertiges Chrom-III-Präparat eingenommen werden, wenn der Schüßler-Mineralstoff nicht ausreicht.

Lebensmittelempfehlungen

Kalium: siehe Kalium chloratum Nr. 4, Seite 88.

Makrobereich

- Chrom in Lebensmitteln: Aal, Bohnen, Champignons, getrocknete Datteln,

Edamer Käse, Gouda, Haselnüsse, Honig, Hühnereigelb, Kakaopulver, Mais, Paranüsse, schwarzer Tee, Vollmilchpulver, Vollkornmehl, Zwiebeln.

Mikrobereich

- **Chrom in Tee und Bädern:** Fenchel, Goldrute, Heidelbeerblätter, Hirtentäschel, Holunderblüten, Johanniskraut, Lavendel, Mistel, Odermennig, Walnussblätter.
- **Chrom in Gewürzkräutern:** Fenchel, Majoran, Zwiebel.
- **Chrom in Gemüse und Salat:** Blumenkohl, Rettich.
- **Chrom in Obst:** schwarze Johannisbeere, Pflaume, Sauerkirsche, Zitrone.

Rezepte bei Chrommangel

Frühstück

- Schwarzer Tee, Vollkornbrot mit Gouda und Butter, evtl. warme Polentaschnitten.

Mittagessen

Überbackener Blumenkohl

Zutaten

1 Blumenkohl · 40 g Butter für die Soße · 30–40 g Mehl · ¼ l Gemüsebrühe oder Gemüsesud · ½ l Milch · Salz · weißer Pfeffer · Muskat · Paprikapulver · Zucker · 50–100 g geriebener Käse oder 2 Schmelzkäseecken · 1 Eigelb · Öl zum Ausfetten der Form · 200 g Schinken · 100 g Spaghetti · 75 g geriebener Hartkäse · 1–2 EL Butter

- Blumenkohl in Röschen zerteilen, gut waschen und in schwach gesalzenem Wasser gar kochen.
- Für die Käsesoße Butter in einem Topf zerlassen und Mehl einrühren. Mit Brühe und Milch langsam aufgießen, 5 Minuten kochen lassen. Die Soße mit Salz, Pfeffer, Muskat, Paprikapulver und einer Prise Zucker würzen. Wenn sie nicht mehr kocht, den geriebenen Käse darunter mischen und mit dem Eigelb legieren.
- In einer flachen, feuerfesten, ausgefetteten Form Blumenkohl, gewürfelten Schinken und gekochte Spaghetti vermengen. Käsesoße darüber gießen und mit gerie-

benem Hartkäse und Muskat bestreuen. Einige Butterflöckchen darauf setzen und bei 250 °C überbacken, bis die Oberfläche goldbraun geworden ist.

- Mit Brot und grünem Salat servieren.

Abendessen

Polenta mit Äpfeln

Zutaten

½ l Wasser · Salz · 200 g Maisgrieß · 5 EL Sahne · 2 EL Honig · Mark einer Vanilleschote · abgeriebene Schale 1 ungespritzten Zitrone · 2 Eier · 100 g Butter · 500 g Äpfel · 50 g Rosinen

- Den Maisgrieß in das gesalzene Wasser einrühren und kochen lassen, bis eine dickliche Masse entstanden ist. Sahne, Honig, Vanillemark, Zitronenschale und Eier einrühren.
- In einer Auflaufform Butter zerlassen, Maismasse einfüllen und mit geschnittenen Äpfeln und Rosinen bestreuen. Die Polenta im Backofen bei 170 °C 20–25 Minuten backen.

Würziges Zwetschgenkompott

Zutaten

500 g Zwetschgen · 100 g Zucker · ⅛ l Wasser · 1 Zimtstange · Nelken · Saft ½ Zitrone

- Zucker und Wasser mit Zimtstange, Nelken und Zitronensaft aufkochen. Die entsteinten Zwetschgen dazugeben und in dem Sud weich dünsten. Zimtstange und Nelken vor dem Verzehr entfernen.

Register

Literatur

Bruker, Dr. med. M. O., u. a.: Störungen der Schilddrüse, Lahnstein: emu-Verlags GmbH, 1996

Bruker, Dr. med. M. O., u. a.: Der Murks mit der Milch, Lahnstein: emu-Verlags GmbH, 1994

Bruker, Dr. med. M. O.: Unsere Nahrung unser Schicksal, Lahnstein: emu-Verlags GmbH, 17. Auflage, 1987

Feichtinger, Thomas, Niedan, Susana: Antlitzanalyse in der Biochemie nach Dr. Schüßler, Der Bildatlas, Stuttgart: Karl F. Haug Verlag, 2. überarbeitete Auflage, 2002

Feichtinger, Thomas, Niedan, Susana: Gesund abnehmen mit Schüßler Salzen, Stuttgart: Karl F. Haug Verlag, 2002

Feichtinger, Thomas, Niedan, Susana: Gesund durchs Jahr mit Schüßler-Salzen, Stuttgart: Karl F. Haug Verlag, 2. Auflage, 2002

Feichtinger, Thomas, Niedan, Susana, Mandl, Elisabeth: Handbuch der Biochemie, Heidelberg: Karl F. Haug Verlag, 3. Auflage, 2003

Feichtinger, Thomas, Niedan, Susana: Praxis der Biochemie nach Dr. Schüßler, Stuttgart: Karl F. Haug Verlag, 2. Auflage, 2002

Feichtinger, Thomas, Niedan, Susana: Schüßler-Salze für Frauen, Stuttgart: Karl F. Haug Verlag, 2000

Feichtinger, Thomas, Niedan, Susana: Schüßler-Salze für Ihr Kind, Heidelberg: Karl F. Haug Verlag, 2001

Feichtinger, Thomas, Niedan, Susana: Schüßler-Salze kurz & bündig, Heidelberg: Karl F. Haug Verlag, 2001

Feichtinger, Thomas, Niedan, Susana: Schüßler für Körper und Seele, Stuttgart: Karl F. Haug Verlag, 2004

Feichtinger, Thomas, Niedan, Susana: Schüßler Beauty, Stuttgart: Karl F. Haug Verlag, 2004

Feichtinger, Thomas: Psychosomatik in der Biochemie nach Dr. Schüßler, Stuttgart: Karl F. Haug Verlag, 2003

Fuchs, Norbert: Salze des Lebens, Leoben: Verlag des österreichischen Kneippbundes, 1993

Fuchs, Norbert: Mit Nährstoffen heilen, Köln: Ralf Reglin, 2001

Leitzmann, Claus, u. a.: Ernährung in Prävention und Therapie, Stuttgart: Hippokrates Verlag, 2. überarbeitete Auflage, 2003

Elmadfa, Prof. Dr. Ibrahim, u. a.: Die große GU Nährstoff- und Mineralstofftabelle, München: Gräfe und Unzer Verlag, 4. Auflage, 1994

Kuklinski, Dr. med. Bodo, u. a.: Neue Chance zur natürlichen Vorbeugung und Behandlung von umweltbedingten Krankheiten, Bielefeld: Lebensbaum Verlag, 4. Auflage, 2000

Vanselow-Leisen, Katharina, u. a.: Die Leisenkur, Bietigheim: Turm Verlag, 4. Auflage, 2001

Bibliografische Information der Deutschen Bibliothek
Die Deutsche Bibliothek verzeichnet diese Publikation in der Deutschen Nationalbibliografie; detaillierte bibliografische Daten sind im Internet über http://dnd.ddb.de abrufbar

Medizinverlage Stuttgart GmbH & Co. KG
Oswald-Hesse-Straße 50 · 70469 Stuttgart
Printed in Germany

Bildnachweis:
Umschlagsfoto vorn und hinten: ZEFA
Fotos im Innenteil: Archiv der Thieme Verlagsgruppe

Programmplanung: Dr. Elvira Weißmann-Orzlowski

Lektorat: Jutta Martini

Umschlaggestaltung und Layout:
CYCLUS · Visuelle Kommunikation

Gedruckt auf chlorfrei gebleichtem Papier

Satz: CYCLUS · Media Produktion
Druck: Westermann Druck Zwickau GmbH

ISBN 3-8304-2179-6

1 2 3 4 5 6

Wichtiger Hinweis

Wie jede Wissenschaft ist die Medizin ständigen Entwicklungen unterworfen, Forschung und klinische Erfahrung erweitern unsere Erkenntnisse, insbesondere was Behandlung und medikamentöse Therapie anbelangt. Soweit in diesem Werk eine Dosierung oder eine Applikation erwähnt wird, darf der Leser zwar darauf vertrauen, dass Autoren, Herausgeber und Verlag große Sorgfalt darauf verwandt haben, dass diese Angabe dem **Wissensstand bei Fertigstellung des Werkes** entspricht.
Für Angaben über Dosierungsanweisungen und Applikationsformen kann vom Verlag jedoch keine Gewähr übernommen werden. **Jeder Benutzer ist angehalten,** durch sorgfältige Prüfung der Beipackzettel der verwendeten Präparate und gegebenenfalls nach Konsultation eines Spezialisten festzustellen, ob die dort gegebene Empfehlung für Dosierungen oder die Beachtung von Kontraindikationen gegenüber der Angabe in diesem Buch abweicht. Eine solche Prüfung ist besonders wichtig bei selten verwendeten Präparaten oder solchen, die neu auf den Markt gebracht worden sind. **Jede Dosierung oder Anwendung erfolgt auf eigene Gefahr des Benutzers.** Autoren und Verlag appellieren an jeden Benutzer, ihm etwa auffallende Ungenauigkeiten dem Verlag mitzuteilen.

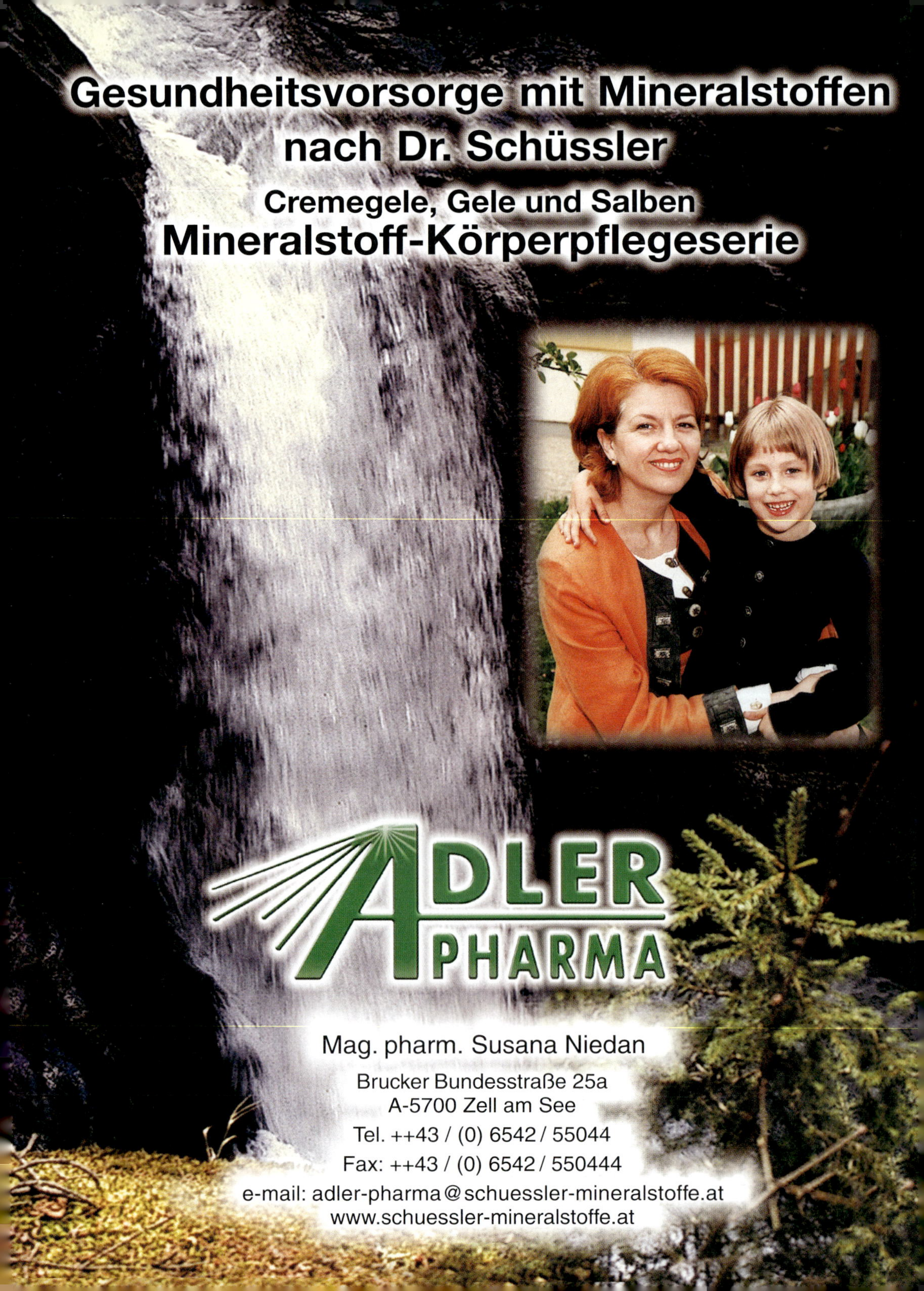
Gesundheitsvorsorge mit Mineralstoffen
nach Dr. Schüssler
Cremegele, Gele und Salben
Mineralstoff-Körperpflegeserie
ADLER
PHARMA
Mag. pharm. Susana Niedan
Brucker Bundesstraße 25a
A-5700 Zell am See
Tel. ++43 / (0) 6542 / 55044
Fax: ++43 / (0) 6542 / 550444
e-mail: adler-pharma@schuessler-mineralstoffe.at
www.schuessler-mineralstoffe.at